骨关节病老人
家庭照护枕边书

胡维勤 主编

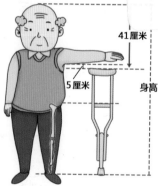

SPM 南方出版传媒

广东科技出版社 | 全国优秀出版社

·广州·

图书在版编目（CIP）数据

骨关节病老人家庭照护枕边书/胡维勤主编.—广州：
广东科技出版社，2017.1
（家庭照护枕边书）
ISBN 978-7-5359-6597-4

Ⅰ.①骨… Ⅱ.①胡… Ⅲ.①老年人—关节疾病—家
庭—护理 Ⅳ.①R473.6

中国版本图书馆CIP数据核字(2016)第240986号

骨 关 节 病 老 人 家 庭 照 护 枕 边 书
Guguanjiebing Laoren Jiating Zhaohu Zhenbianshu

责任编辑：黎青青
封面设计：深圳市金版文化发展股份有限公司
责任校对：黄慧怡 蒋鸣亚
责任印制：吴华莲
出版发行：广东科技出版社
　　　　　（广州市环市东路水荫路11号　邮政编码：510075）
http://www.gdstp.com.cn
E-mail：gdkjyxb@gdstp.com.cn（营销中心）
E-mail：gdkjzbb@gdstp.com.cn（总编办）
经　　销：广东新华发行集团股份有限公司
印　　刷：深圳市雅佳图印刷有限公司
　　　　　（深圳市龙岗区坂田大发浦村大发路29号C栋1楼　邮政编码：518000）
规　　格：787mm×1 092mm　1/16　印张15　字数300千
版　　次：2017年1月第1版
　　　　　2017年1月第1次印刷
定　　价：39.80元

Contents／目录

Part 1　夕阳无限好，关节很重要
——老年人骨关节病探秘

Part 2　居家护理，安全为上
——老年人骨关节病日常护理原则

Part **3** 内外兼修，让骨头不再脆弱
——老年人骨折家庭看护

Part 4 颈肩腰背直起来，健康年轻态
——老年人颈肩腰背疾病的家庭看护

Part 5　腿脚利索，健步如飞
——老年人腿脚关节疾病家庭护理

Part **6** 多管齐下，不可一"钙"而论

——其他骨关节病家庭看护

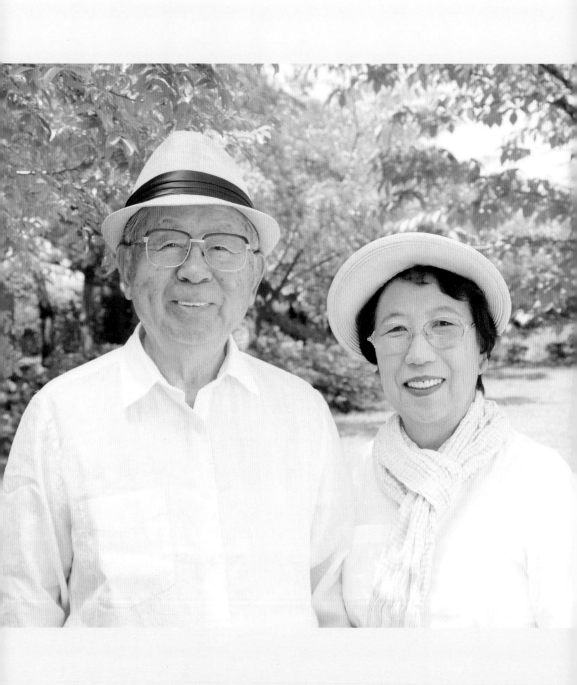

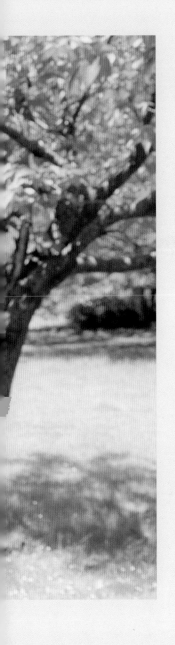

Part 1

夕阳无限好，
关节很重要——
老年人骨关节病探秘

骨关节损伤及相关疾病是老年人的多发病、常见病。在骨骼肌肉系统中，神经、肌肉、本体感觉、软骨、肌腱、韧带、关节囊、骨折的愈合能力都会有老化的现象。了解老年人骨关节的特点和变化情况，对做好老年人骨关节疾病看护有积极的作用。

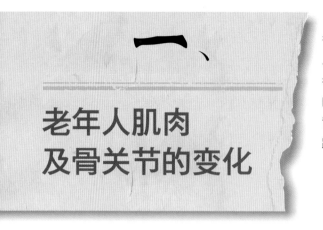

一、

老年人肌肉及骨关节的变化

老年人肌肉及骨关节的老化，使老年人的外形及运动能力发生改变，影响老年人的整体工作能力和对外界环境的适应能力，使老年人出现驼背、腰背酸痛、关节疼痛、活动受限、容易跌倒、容易发生骨折等。

老年人肌肉的变化

在体内组织中，肌肉是一种可以通过锻炼使老化进程延缓的组织之一，但在老化的同时仍然不可避免出现肌萎缩。由于脊髓前角细胞数减少，肌纤维变细，失去弹力和紧张度而出现肌力降低，加上老年人运动普遍减少，运动种类和范围不断缩小，特别是因病卧床的机会增多而常发生失用性萎缩。肌萎缩常伴有肌挛缩，而且与各种因素相关，如骨、关节的变化，因排列紊乱所致肌肉动、静形式的变化，日常活动减少，疼痛，卧床等。在出现老龄的同时，神经-肌肉的反应时间延长，神经传导速度迟缓，固有感受器敏锐度降低而表现出动作迟缓笨拙的倾向。肌腱韧带萎缩，继而发展为僵硬。关节囊萎缩、松弛，特别容易发生脱位。

老年人骨关节的变化

老年人每增加5岁，骨折的危险即增加1倍，骨折发生的部位以脊柱、股骨近端、桡骨远端、肱骨近端为多。据资料统计，每年约有130万人由于骨质疏松而导致骨折，其中脊柱骨折53万人，髋骨骨折25万人，桡骨下端骨折17万人。

老年人骨折增多的原因除骨骼本身的原因，如骨质疏松和骨疾病外，其主要危险因素是本体感觉、肌肉、平衡感觉功能不佳，造成步态失稳、行走不便、眩晕、易摔跌。有资料统计，老年人髋部骨折中有75%~80%是由于摔跌所致。老年人一旦发生骨折，尤其是髋部骨折，后果严重。骨折后的老年人健康期望寿命和独立期望寿命较未骨折的老年人缩短1~2年。为此，老年人骨关节损伤须引起高度重视。

骨骼中矿物质的流失

由于老年人体内矿物质的流失，可导致骨质疏松及骨骼的退行性改变，以及老年人脊柱弯曲，身高变矮，牙齿松动、脱落，骨骼变脆易骨折等。

软骨的退行性变化

老化造成软骨磨损或不平整，进一步发展成为退化性关节炎，常发生在膝关节及脊柱。

不安分的椎间盘

椎间盘在经受压力后可能出现滑动、破裂和膨出，压迫神经产生疼痛。

肌肉

老年人肌纤维萎缩，导致动作迟缓、笨拙，易疲劳和腰酸腿痛。长期卧床或活动受限则可进一步导致肌肉萎缩。

肌腱、韧带的退化

肌腱、韧带快速退化，强度变弱，而肌腱、关节囊的机械应变力亦随年纪增加而退化。

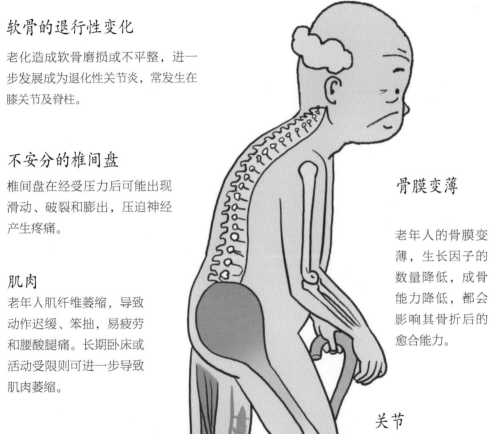

骨膜变薄

老年人的骨膜变薄，生长因子的数量降低，成骨能力降低，都会影响其骨折后的愈合能力。

关节

关节发生退行性改变，出现软骨变性和骨质增生，使关节弹性、韧性、灵活性、活动度降低；骨质增生形成骨刺，造成关节疼痛、僵硬和活动范围受限。

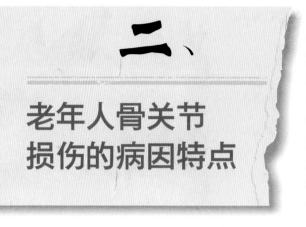

二、

老年人骨关节损伤的病因特点

老年人在本体感觉、肌肉力量、平衡能力等方面，都会因老化而变差。老化会造成大脑皮质萎缩、大脑血流量降低、神经传导物质减少、速度减慢，使得老年人的反应时间增加20％。而其中周围神经的运动功能和感觉功能变差被认为是60岁以上的老年人跌倒的主因。老年人骨关节损伤及相关疾病属于中医骨折及筋伤范畴。

现代医学

　　骨是身体中强度最大的组织，它在体内受众多外力及肌肉收缩力的干扰，但其内应力能与之抗衡。如这个平衡遭到破坏，骨所受的体内或者体外的力超过自身所能承受的限度，就会发生骨损伤。关节由关节软骨、关节囊、关节韧带等组成。它们构成一个既能承受一定程度的外力，又能参与运动的结构。如果施加的外力超过它们的承受能力，也会发生结构上的改变，造成关节损伤。

　　导致骨与关节损伤的外力与骨骼自身改变相关。在骨骼自身强度发生变化时，造成损伤的力也相应地发生变化，前者下降时，后者就只需很小的力就可以产生不利影响。造成骨与关节损伤的原因在日常生活中很多见。年龄的不同，骨与关节损伤的好发因素也不同。老年人由于自身各器官组织的功能随着年龄的增大而逐渐减退，神经反应减弱、肌肉组织萎缩、关节软骨及韧带老化、视听功能下降，这些都可导致老年人对外界事物的反应减慢、动作迟钝。老年人的防御能力差，引起相应的受伤机会增加，诸如自行跌倒、反应迟钝及被撞伤等均可增加这种受伤机会。

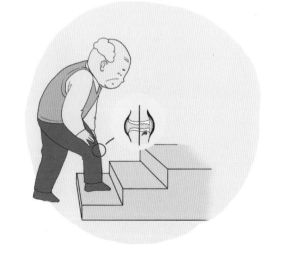

中医说法

中医认为，中老年骨关节病的形成原因，有以下几个方面：

肝肾亏损

中医认为，肾藏精，主骨；肝藏血，主筋。肾精充足，肝血盈满，则筋骨强劲，关节灵活。人到中老年，生理功能减退，肝肾精血不足，致使筋骨失养，久而久之，容易发生骨关节病。

慢性劳损

久立伤骨，久行伤筋。中医认为肾主骨，《养生论》中提到："久立伤骨，损于肾。"因而，肾气足才能骨坚腰直。站立是人体最基本的一种体位之一，人在站立时主要靠腿与腰的支撑，而腰为肾之府，站立过久，导致腿与腰的过度疲劳，伤及肾与骨，同时影响气血运行，出现气机停滞，特别是老年人由于生理性精气亏损，气血运行迟缓，更不应站立过久。筋连于肌肉而附于骨，与人的运动密切相关。古人认为筋最需要血的滋养，与肝关系密切。人的行动以气血为基础，还须配合筋肉、骨骼的收缩运动才能完成。长时间始终处于一种紧张状态，会使筋受到伤害。常年从事低头、弯腰、久立等工作，致使气血、筋脉运行不利，行血阻滞，导致肌肉、筋脉、骨骼营养缺乏，局部受损，因而产生疼痛、关节屈伸不利、活动障碍等临床表现。

感受外邪

脏腑虚弱，卫外不固，风、寒、湿邪乘虚侵入，影响气血运行，致使经气不利，这是形成骨关节病的常见原因。

跌仆闪挫

由于暴力外伤或患部用力过度，损伤筋脉，致使气血运行不畅、壅滞不通而导致骨关节损伤。

三、

老年人损伤
形式分析

骨与关节损伤的常见形式有直接损伤、间接损伤、积累劳损及病理损伤，老年人也不例外。

直接损伤

指外力直接作用部位的损伤。在外力直接作用下，骨周围的软组织会有不同程度的损伤。老年人滑倒后，臀部着地，股骨颈发生骨折；以及重物砸击足背致跖骨骨折均属此范围。老年人因直接损伤所造成的骨与关节损伤较多见，但由于老年人自身的骨质变化，骨皮质薄，骨小梁疏松，因此即便在不突出的外力作用下，也能引起相应的骨与关节损伤。

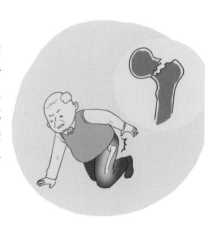

间接损伤

间接损伤是指远离受力部位的损伤，它与受力又有着一定的联系。间接损伤的部位多在骨质结构相对薄弱的地方，由于受力的传导而致伤。比如：人体从高处跌落，身体在垂直状态下着地，其力量可从足跟沿下肢的骨与关节向上传导，挤压腰椎，导致腰椎椎体发生压缩性骨折。如果身体在跌落过程中保护性地前屈，那么腰椎椎体不仅会受到向上的挤压，而且还要承受身体前屈所带来的影响。实际上有些间接损伤受力状况更为复杂。除了有力的因素参与外，身体的姿势及肢体的位置，肌肉的收缩都影响着受伤的结果。老年人发生间接损伤的情况也比较多见。在撞倒、滑倒时均有可能受伤，其股骨颈、腰椎椎体、桡骨远端、肱骨外科颈等处常因受力的影响发生骨折。

肌肉损伤

　　肌肉损伤是指因肌肉过于强烈的收缩而导致的骨与关节损伤。在老年人发生直接损伤或间接损伤中，肌肉的收缩往往伴随其中，造成一定的影响。比如老年人跌倒时，股四头肌猛烈收缩，导致髌骨骨折；尺骨鹰嘴发生骨折时，也有肱三头肌收缩的发生等。

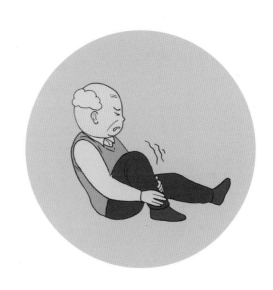

积累劳损

　　积累劳损是指在长期、反复、轻微的不良外力作用下所造成的损伤。产生这种损伤的原因常是身体对受伤处的修复遭到一定程度的反复破坏，使某处受伤程度缓慢地、逐渐地增大，直到量变发生质变引起更大的损伤。较常见的有疲劳性骨折，其中足部的第2、3跖骨发生疲劳性骨折多见。老年人的膝关节紊乱综合征、腰椎间盘脱出、颈椎病等一系列慢性运动性的损伤都有积累劳损致伤情况的，它属一种慢性损伤。

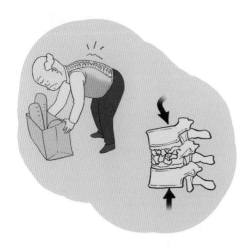

病理损伤

　　病理损伤是指骨关节发生了明显的病理改变，其骨质的机械强度受到严重影响所致的损伤，这种损伤的基础是骨质受到破坏。这种损伤的外力，有时会达到意想不到的程度。

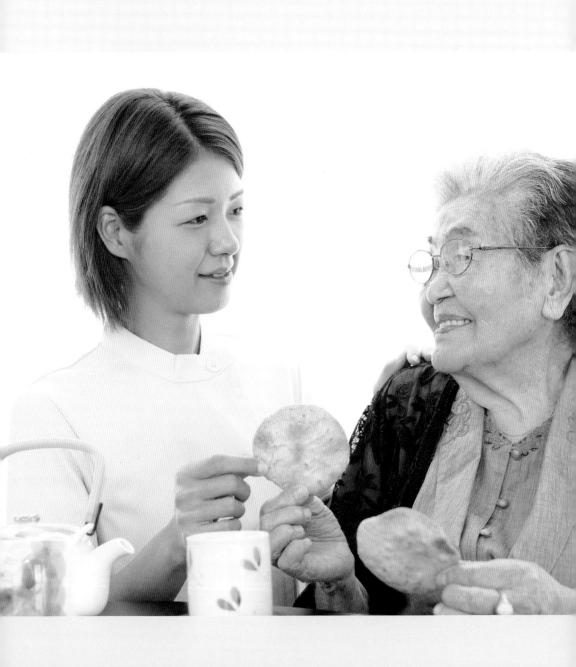

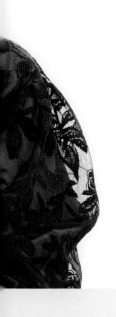

Part 2

居家护理，安全为上
——老年人骨关节病日常护理原则

患有骨关节病的老年人日常生活部分或全部需要他人的帮助，长时间卧床、坐椅，大部分时间在室内活动且不能单独外出。为这些患者提供周到而细致的家庭照护，对促进患者康复与提高生活质量至关重要。

一、

打造安全舒适的居家环境

从安全、方便、卫生、舒适、美观等多个角度考虑，尽量改善患者的居住环境，有助于康复。患有骨关节病的老年人因为视力下降、肌力下降及骨关节病的限制，很容易摔倒，因此需要对家庭环境做必要的改造，以方便老年人生活。

室内的安全改造

室内引起老年人跌倒的危险因素

➊ **地面** 地面有积水、过滑，地面或地毯不平整，过道有障碍物、门槛等。

➋ **家具** 家具过多、摆放不当，床、椅子高度不适合，床单过于松软等。

➌ **卫生设施** 洗脸台、卫生间和淋浴间四周无扶手，坐便器过低，浴缸过高，浴缸内、外无防滑垫等。

➍ **其他** 室内光线过亮或过暗，环境不熟悉，衣着不舒适，轮椅或助行器不合适等。

卧室

➊经常用的物品应该放置于容易拿到的地方，不适宜放得太高或者太低。

➋床边应有床头柜和置物柜，将日常护理用品和患者衣物分类放置。

➌床头柜最顶层放患者常用药，最好用整理盒或药箱分门别类归纳。

起居室和走廊

　　起居室是联系各房间的枢纽，老年人在能够离床后，要尽量多活动，起居室的环境就显得非常重要。

❶将各类家具、用具进行分类，集中布置在各区。

❷清理地面上的堆积物和障碍物，如书报、杂物、电线等。

❸消除起居室通往各房间的门槛等高度差和不平整处。

❹家中有走廊和楼梯的最好安装扶手，扶手的粗细、高度要适合老年人使用。

❺在楼梯的起、止处安装小的照明装置，每节楼梯上铺防滑垫，是更安全的选择。

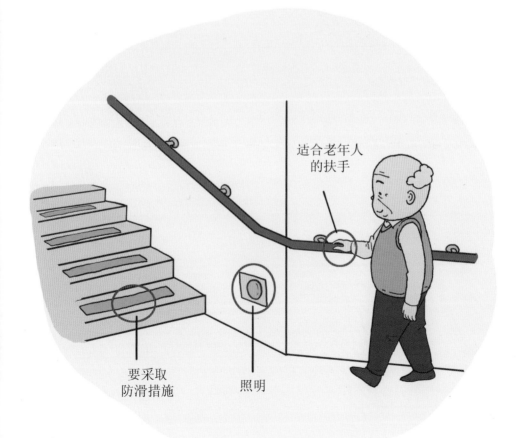

适合老年人
的扶手

要采取
防滑措施

照明

洗手间、浴室

　　洗手间和浴室通常采用瓷砖地面，当地面有水较为湿滑时很容易跌倒，所以要在门边和坐便器、洗脸台、浴缸旁都安装扶手。扶手要求安装牢固，不易生锈、老化，表面易于抓握、防滑；考虑到老年人视力下降，扶手的颜色应比较明显，最好与墙壁成对比。

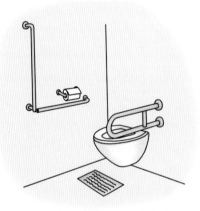

坐便器两侧都有护手，卫生纸放在易于拿取的地方，地面放一块防滑垫。

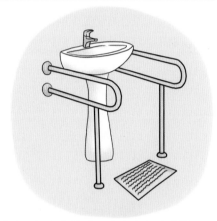

洗脸台两侧安装扶手，高度比台面稍低，以老年人易于抓握为宜，地面放一块防滑垫。

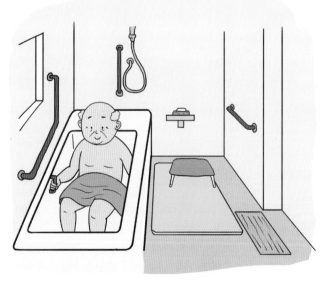

浴室应设在卧室附近，浴室周围应设有扶手，且颜色要鲜明，选择底部有防滑颗粒的浴缸，并在浴缸前铺防滑垫，以保障出浴时不会因为脚下过滑而摔倒。

舒适的居住环境

卧室

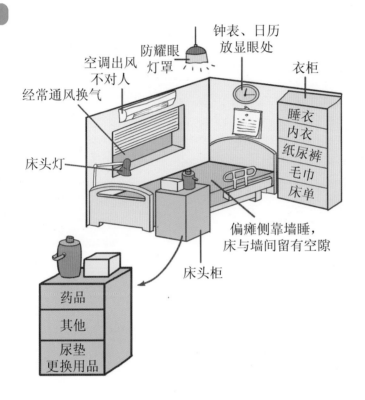

钟表、日历
放显眼处

防耀眼
灯罩

空调出风
不对人

衣柜

经常通风换气

睡衣
内衣
纸尿裤
毛巾
床单

床头灯

偏瘫侧靠墙睡，
床与墙间留有空隙

床头柜

药品
其他
尿垫
更换用品

适当的室内光线

▌采光不好的房间会显得昏暗，让人感觉沉闷和压抑，患者由于疾病折磨，长期在室内不能外出，往往情绪不佳，因此更要注意患者卧室的采光。

▌浅色系的地板、家具、床单和被褥有反光感，会让室内更明亮。

▌窗户不大的室内，移开窗台周围的家具，避免杂物或花草占据窗台。

▌室外光线不太强烈的时候尽量拉开窗帘，迎接更多阳光进室内。

▌晚上灯光要柔和、不刺眼。

舒适的温度、湿度

▌冬天温度为18~25℃，湿度为30%~80%。

▌夏天温度为23~28℃，湿度为30%~60%。

▌夏季温度过高时可用电风扇、空调降温，但不能将电风扇或空调对着患者直吹，以免着凉；冬季可通过壁挂炉（暖气、地热）、电暖器、空调、暖风机等采暖。

▌在注意室内温度调节的同时，还应注意室内的湿度。

▌夏天室内湿度过大时，会抑制人体散热，使人感到十分闷热、烦躁；冬天室内湿度大时，则会使人觉得阴冷、抑郁。除了使用空调或抽湿机，应避免在中午或室外空气湿度最高的时段开窗通风，在天气转晴、下午或傍晚空气相对干燥时再开窗调节；也可用布袋或麻袋装生石灰放在室内各角落吸湿。

▌室内湿度过低时，因上呼吸道黏膜的水分大量散失，会使人口干舌燥，甚至咽喉肿痛、声音嘶哑和鼻出血等，并易患感冒。湿度较低时，可以使用加湿器，或在角落放置水盆以增加湿度。

经常通风换气，保持空气清新

▌夏季如果使用空调，也要经常打开门窗换气，使室内空气充分流通、更新。

▌冬季短时间轮流开窗通风，要避免冷风直接吹到患者。

▌不要在卧室摆放有浓烈香味的鲜花或空气清新剂，在老年人卧室内陪伴或探望的亲友，要绝对禁止吸烟。

▌靠近马路的住户，在白天车流量较大时尽量少开窗。

▌即使是连续雾霾天，开窗通风也是必要的。此时，最好选在中午开窗，早晚雾霾浓度较高时则避免开窗。有条件的可以使用带有微粒过滤功能的通风窗或室内空气净化器。为防止过滤网成为污染源，过滤网也需及时更换，通常2~3个月需要更换一次。

床、被褥、床单、靠垫等的选择

床

床铺位置应靠墙，并与墙壁留出一定空隙，以免灰尘和食物碎屑在床缝堆积不易清扫。

床铺高度以等高或略高于患者膝盖1~2厘米，坐于床上小腿放松垂直放于床旁时，脚掌能平踩在地上为宜。

宽度1.2~1.5米的床较为适宜，方便照护者为老年人翻身及清理床铺。

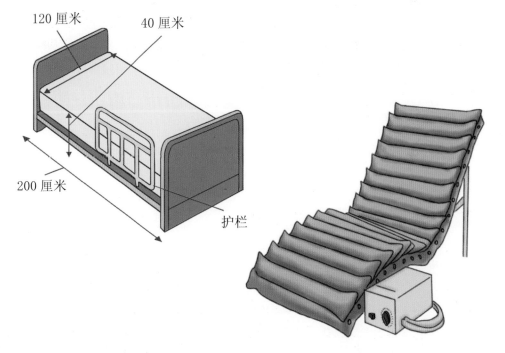

120 厘米

40 厘米

200 厘米

护栏

可以在硬木板床垫上铺两层床褥或较硬的弹簧床搭配床褥。不宜选择过于松软的弹性床垫和海绵垫，以免不易翻身。

床褥应准备两至三组，以备晾晒、替换。

因体弱无力、肢体残缺或意识丧失无法自主调节体位的老年人，可以使用防褥疮气床垫。

护理床

病床也可称为医疗床、护理床，按功能可分为电动病床和手动病床，其中电动病床又可分为五功能电动病床和三功能电动病床等，手动病床又可分为双摇病床、单摇病床、平板病床。其优点包括：

①护理床的床面为网状结构，比普通床垫透气性更好。

②床的上段可以升起，坐起后可配合餐桌用餐或读书，不用时可将餐桌和挡板拆卸放入床底。

③经常让患者坐起，可防止组织紧缩，减少水肿现象，有助于活动能力的恢复。

④患者坐起后，可拆下床尾，方便洗脚或从床尾下床。

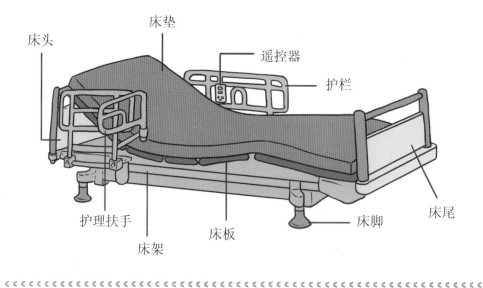

床头　床垫　遥控器　护栏　护理扶手　床板　床架　床脚　床尾

枕头

因为部分老年骨关节病患者可能会长时间卧床，因此，枕头一定要高矮适度。过高的枕头会造成颈椎前倾，破坏颈椎正常的生理弯曲角度，压迫神经及椎动脉，引起颈部酸痛、头痛、头晕、耳鸣及失眠等症状，且容易发生骨质增生；若枕头太低，易引起供血不足，导致鼻塞、头晕等症状。

枕芯的硬度要适中，柔软且透气，一般荞麦皮、谷糠的枕芯都是比较好的选择，但要注意定时晾晒以免发霉或滋生细菌；慢回弹材料的枕芯能更好地吸收、分散压力，保护颈部。

被子

应根据季节选择薄、厚被，冬季最好用轻、软且保暖性好的羽绒被，太沉重的棉被会使体质虚弱的老年人感到不适，也不利于翻身。

床单、被罩

要选择细密、平整、光滑、柔软的纯棉制品。床单要足够大，四面能掖到床垫下不易滑脱，以免床单褶皱引起褥疮。

塑料床单的吸水性、透气性很差，会使老年人感到闷热、潮湿，刺激皮肤引发皮损和感染，不可长期使用。瘫痪、昏迷或大便失禁的患者，可以在床单上加铺柔软的布垫，并在中间夹铺塑料布。

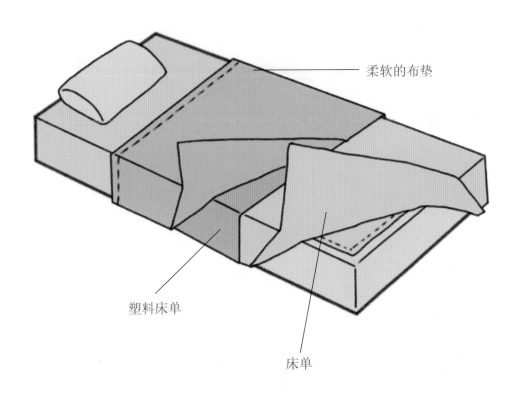

柔软的布垫

塑料床单

床单

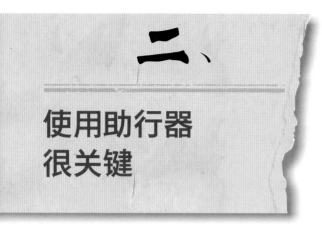

二、

使用助行器很关键

助行器指辅助人体支撑体重、保持平衡和步行的工具，也可称为步行器。使用助行器会增加人体站立时与地面的接触面积，使站立与行走更稳定。因此对于单侧肢体肌力减弱或双下肢无力不能很好地支撑体重，以及手术等原因导致的肢体或关节不能负重的情况，此时使用助行器都可以起到很好的替代作用。

▶ 助行器的分类、选择

常见的助行器可分为杖类助行器（腋拐、手杖等）和助行架。

助行器	
杖类助行器	助行架
腋拐（杖）	框式助行器
肘拐（杖）	轮式助行器
手杖	座式助行器
多脚手杖	台式助行器
带座手杖	

1. 腋拐多用于上肢功能和手部握力相对较好，而下肢存在中等功能障碍的人群。如下肢肌力减退、疼痛、手术后等不能完全负重的情况（下肢骨关节损伤及骨折术后、关节置换术后等）；不能用左右脚交替迈步的情况，如截瘫。

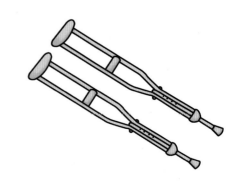

2. 肘拐介于腋拐与手杖之间，稳定性不如腋拐，但是比手杖更安全。

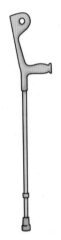

3. 手杖主要用于平衡障碍较轻以及在步行时需采取安全措施的人群使用。

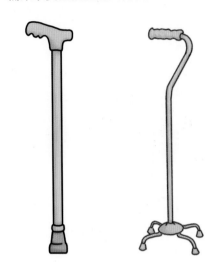

4. 助行架相比较腋拐或手杖有更大的支撑面积，稳定性更好，因此更适合那些站立和行走时平衡能力有障碍的人群和患者，如高龄老年人以及骨科术后（髋、膝置换术后）患者等使用。

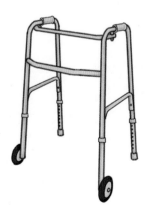

5. 轮椅是康复的重要工具，它不仅是肢体伤残者和行动不便人士的代步工具，更重要的是他们可借助轮椅进行身体锻炼和参与社会活动。如果患者的双侧患肢均完全限制负重，上肢力量也不足以使用双拐，这时就可以选择轮椅。

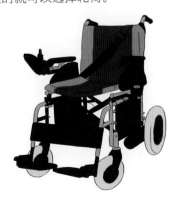

▶ 腋拐（双拐）

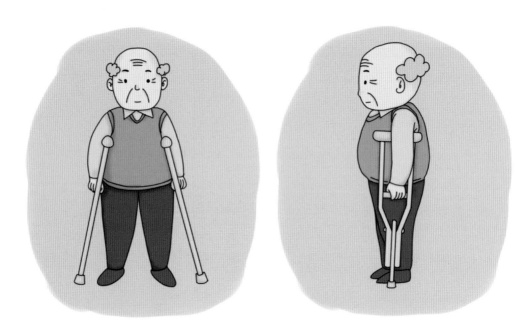

如何调整腋拐的高度

一般腋拐都设计有可以调节高度的装置，在使用之前一定要根据自己的身高及手臂长度把拐调整好。使用过矮的拐只能使上身前倾重心变低，不能按正常步态行走；如拐过高，患者就会将腋窝压在拐上支撑体重，严重时会因过度压迫造成腋神经损伤。

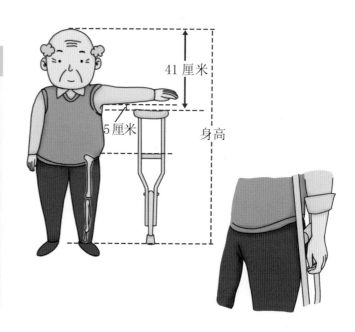

41 厘米

5 厘米

身高

✚ 一般应选取带有伸缩杆、长度可调的腋拐，根据身高适当调节，常用方法有**3**种：✚

A.身体正直站立，双臂自然下垂，拐的最高横梁部分应在腋下5厘米左右（约3个手指宽），扶手部分应在手自然下垂正好可以握住的高度。

B.卧位时，测量应在上述基础上增加2厘米的高度。

C.身高减去41厘米。

持拐杖站起

站立时，先把拐杖放在健侧，用手握住。患侧手撑着床边或者凳子边，健侧腿用力，站起来后将拐杖放在两侧腋下。

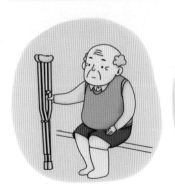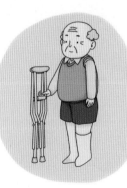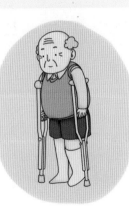

用拐杖行走

①如果患者一侧下肢损伤，部分限制负重，采用单拐，连同健患双肢，共"三点"支撑体重，完成步行过程。

②如果患者一侧下肢损伤，完全限制负重，采用双拐，连同健侧肢体，共"三点"支撑体重，患肢悬空，完成步行过程。

③如果患者双侧下肢损伤，均部分限制负重，采用双拐，连同双侧患肢，共"四点"支撑体重，完成步行过程。

迈至步、迈越步

◎迈至步是开始步行时常用方法，适用于双下肢伤病患者。

◎第1步→双拐同时向前迈出；第2步→躯干前倾，双拐支撑体重，双足同时向前摆出，使双足迈至邻近双拐落地点；重复第1步、第2步。

◎掌握熟练后或肌力较好可稳定控制身体时，可在第2步双足迈越双拐落地点，再将双拐前迈取得平衡，以加大步幅，即"迈越步"。

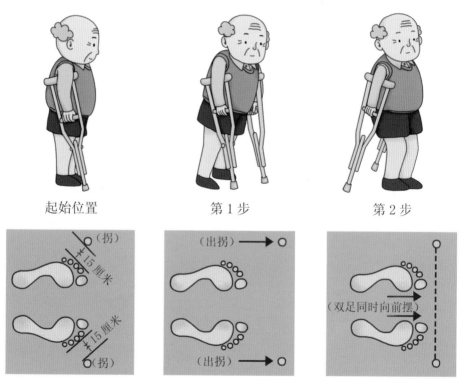

起始位置　　　　　　第1步　　　　　　第2步

◎迈越步是拄拐步行中最快速的移动方式。

◎第1步→双侧拐同时向前方伸出；第2步→患者手持拐支撑，身体重心前移，上肢支撑力使双足离地，下肢向前摆动，双足越过拐杖着地点，着地；重复第1步、第2步。

◎开始训练时容易出现膝关节屈曲、躯干前屈而跌倒，应加强保护。

◎适用于路面宽阔、行人较少的场合，也适用于双下肢完全瘫痪但上肢肌力强壮者。

起始位置	第1步	第2步	第3步

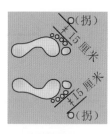（拐）15厘米 15厘米（拐）

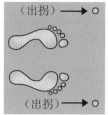（出拐）→○ （出拐）→○

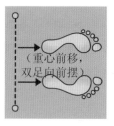（重心前移，双足向前摆）

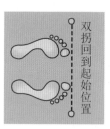双拐回到起始位置

四点步

◎稳定性好、安全而缓慢的步行方式。

◎每次仅移动一个点，始终保持4个点在地面，即左拐→右足→右拐→左足，如此反复进行。

◎步行环境与迈至步相同，适用于骨盆上提肌肌力较好的双下肢运动障碍者、老年人或下肢无力者。

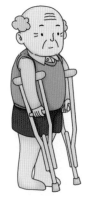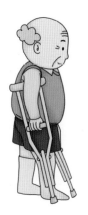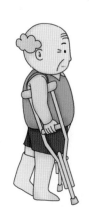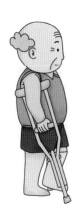

起始位置	第1步	第2步	第3步	第4步

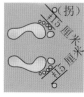（拐）15厘米 15厘米（拐）

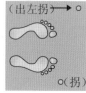（出左拐）→○ ○（拐）

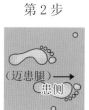（迈患腿）→ 患侧

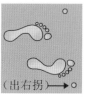（出右拐）→○

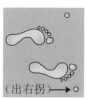健侧（迈健腿）→

两点步

◎与正常步态基本接近，步行速度较快。

◎第1步→一侧拐杖与对侧足同时伸出为第一着地点；第2步→另一侧拐杖与相对的另一侧足再向前伸出作为第二着地点。

◎适用于一侧下肢疼痛需要借助于拐杖减轻其负重，以减少疼痛的刺激，或是在掌握四点步行后练习。

起始位置	第1步 （左拐和患侧下肢同出）	第2步 （右拐和健侧下肢同出）

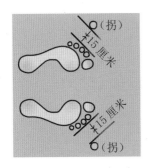 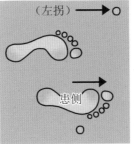 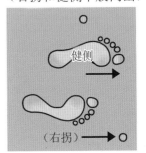

三点步

◎快速移动、稳定性良好的步态。

◎患侧下肢和双拐同时伸出，双拐先落地，健侧待3个点支撑后再向前迈出。

◎适用于一侧下肢功能正常，能够负重，另一侧下肢不能负重的患者，如一侧下肢骨折、小儿麻痹症后一侧下肢麻痹等患者。

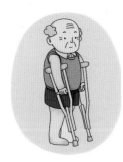 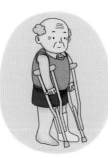 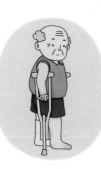 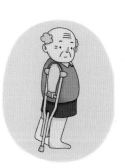

起始位置	第1、2步	第3步
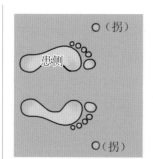	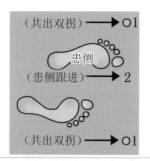	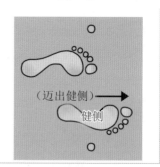

用拐杖上、下楼

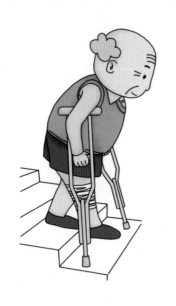 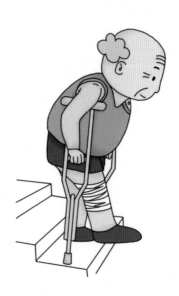

▌上楼梯时，扶双拐立于楼梯前，健侧腿先上台阶，将身体重量放在手上，双拐与患侧跟上，保持身体平衡。

▌下楼梯时，双拐与患侧腿先下，再将健侧腿迈下至下一台阶，患足与双拐始终在同一台阶上。

▶腋拐（单拐）

使用单拐的注意事项

①运用单拐步行时，正确的持拐方向应在健侧，健侧拐杖与患肢等幅、同步运动，力求节奏、步幅接近健侧水平，重心始终跟随迈向前方的肢体，这样才是正确的步态。

②正确用拐方式下，可以保证拐杖始终跟随患肢运动，且患肢与拐分立于身体两侧，可以具有最大的稳定面，实现最优的保护效果。

③如果于患侧持拐，要想实现患肢与拐杖同步，步态必然"顺拐"，姿势非常别扭，不利于正常姿态的建立，更重要的是，此时患肢与拐杖处于同侧，距离很近，行动时稳定面不足正确方式的一半，保护效果自然大打折扣。

两点步、三点步

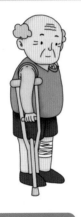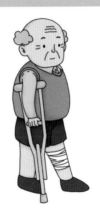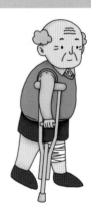

单拐"两点步"

◎ 身体直立，健侧挂拐，将拐置于小脚趾前外侧15~20厘米，握紧扶手，用手臂的力量支撑身体。

◎ 第1步→单拐与患侧下肢向前迈出。

◎ 第2步→身体前倾，使单拐及患侧下肢部分负重，同时健侧下肢向前摆出，使健侧足迈至邻近单拐落地点。

+ 掌握熟练后或肌力较好、可稳定控制身体时，也可跨过拐杖落地点以加大步幅，改为
"三点步" +

A.第1步→出单拐。

B.第2步→出患侧下肢。

C.第3步→身体前倾，健侧下肢顺势向前摆出，迈过患腿和拐的位置。

▶ 肘拐与手杖

　　长期使用腋拐会产生一些问题，如躯干的过度前倾、腋窝软组织损伤、局部血管和神经的损伤等，最终影响使用者的步态。肘拐的使用对姿势控制要优于腋拐，同时很好地规避了腋拐使用中腋窝软组织、神经及血管的继发损伤问题，而且美观轻便，有助于患者恢复自信心。

　　同腋拐一样，肘拐的使用可双、可单，取决于患者对负重的要求，但需要使用者患腿可以承担相当部分的体重，且有较好的上肢力量和腰腹力量。

选择合适的高度

①将拐垂直置于小脚趾外侧约15~20厘米，肘关节屈曲20°~30°时，腕关节所处位置即是把手位置。

②将拐杖直立时，人体大转子（在抬大腿时可在髋关节外侧摸到来回运动的那块骨头）所对应的高度就是把手的位置。此方法也可用于确认手杖高度。

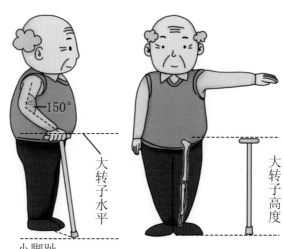

大转子水平

小脚趾
前外侧 15 厘米

大转子高度

用肘拐或手杖行走

患者独立持双肘拐行走，有"四点步""三点步""两点步"；单肘拐使用有"两点步""三点步"，与前文腋拐行走方式相同。如果有照护者帮助，扶杖步行方法如下：

①扶杖行走照护时，照护者与老年人紧贴，一手扶住老年人腋下，另一手握紧老年人手或肘部。如果老年人有偏瘫，一般照护者站在偏瘫侧，握住老年人的力度要适中，过度用力紧握会使老年人紧张，所以动作自然轻柔最理想。

②老年人出右脚，身体可向右轻度倾斜。照护者也出右脚，此时照护者也会稍右倾，连带老年人也会轻微向右倾。如此重心会顺利地转向右脚，步行可顺利进行。

③老年人迈左脚，身体稍向左倾斜。照护者同时也出左脚，此时连带老年人身体轻微向左晃动，重心转移到左脚。如此反复行进。照护者步幅与老年人步幅相配合。照护者可以边走边喊口号（1-2-1-2）鼓励老年人坚持。

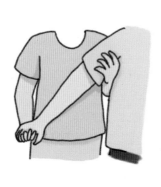

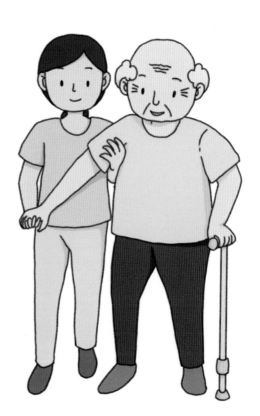

▶ 助行架

自己利用助行架（步行器）

①将步行器向前方推出。

②一侧脚向前迈出。

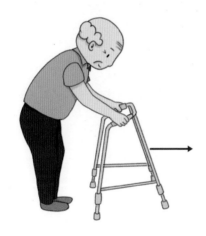

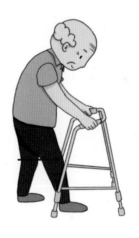

③另一侧脚跟上，两脚并排。

④再将步行器前推。重复以上动作。

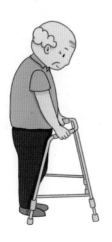

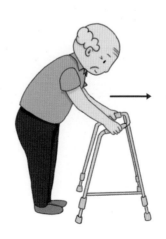

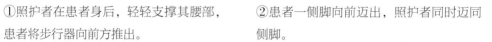

照护下利用助行架（步行器）

①照护者在患者身后，轻轻支撑其腰部，患者将步行器向前方推出。

②患者一侧脚向前迈出，照护者同时迈同侧脚。

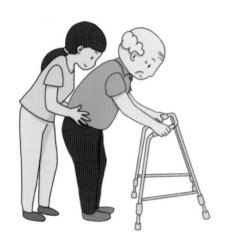

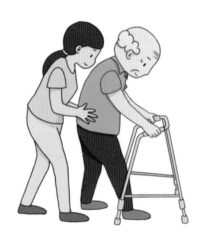

③患者另一侧脚跟上，两脚并排；照护者跟上。

④患者再将步行器前推。重复以上动作。

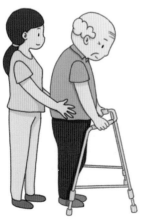

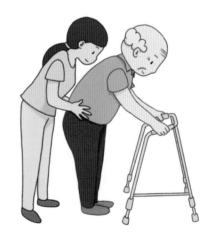

▶ 利用轮椅的移动

● 轮椅放置在床边的位置

轮椅平行紧贴床边时，轮椅的贴床侧车轮与床之间形成空隙，臀部移动时会有跌落的危险。最适宜的位置是床与轮椅呈30°靠近床边，此位置臀部的移动距离最短，也就最安全。有以下几点需要注意：

①床与轮椅间呈30°放置。

②床边安装照护用扶手，即使患者有偏瘫，也能独立在轮椅和床之间移动。

③轮椅的脚垫抬起，必须合上轮闸，使轮椅不会轻易移动。

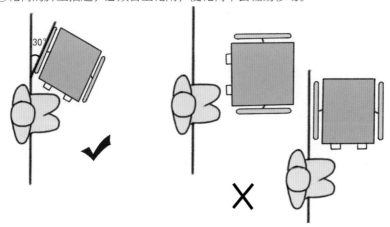

● 由照护者帮助在轮椅和床之间的移动

由床到轮椅
①照护者摆好两脚位置，接近坐在床边的老年人，一腿向前贴着老年人外侧，另一腿在后呈弓字步，这样双腿可以用上力。要尽量靠近老年人，才不会加重腰部负荷。 ②老年人将手搭在照护者肩上，照护者用手托住其腋下，使老年人呈鞠躬状前倾，借力站起。 ③照护者转体支撑着老年人向轮椅转身，保持紧贴老年人的姿势，一同降低身体，使老年人缓慢坐在轮椅上。

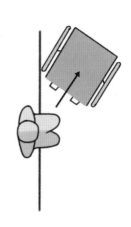

由轮椅到床

①照护者移动轮椅至与床呈30°位置，放低腰身，双手托住老年人两腋，紧靠老年人，扶起站立。

②照护者使老年人转身背向床边，一同降低腰身，使老年人缓慢坐在床上。

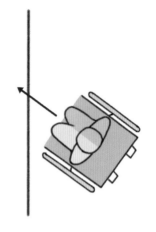

● 乘轮椅上下台阶

上台阶

①当轮椅的前轮触及台阶时，照护者双手握住轮椅把手用力下压，使前轮翘起，同时向前推轮椅。

②后轮抵达台阶时双手向上抬起把手，同时向前推，使后轮跃上台阶。

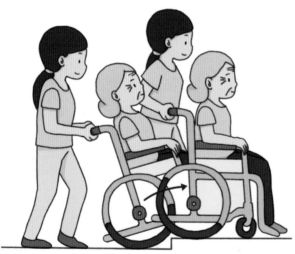

下台阶

①照护者使轮椅背朝台阶，后轮先下台阶。

②前轮抵达台阶边缘时，照护者双手握住轮椅把手向下压，使前轮翘起。

③进一步向后拉轮椅，直到老年人脚不会触及台阶边缘时，缓慢放下前轮。

三、

适当的体位
与翻身护理

骨关节病患者由于疾病的特殊性及治疗需要等因素，常需采取被迫体位。体位与治疗、护理有着密切的关系，正确安置老年人的体位，有利于肢体功能恢复，并避免肢体疲劳、畸形、生理功能障碍等不良后果的发生。尤其是采取石膏固定、牵引和长期卧床的老年人，更要保持关节的功能位。

正确摆放体位的注意事项

头部

◎全麻未清醒时，需要去枕平卧、头偏向一侧。

◎术后枕部及后颈要用软枕垫起。

◎口腔分泌物较多的老年人，头要偏向一侧，保证气道充分打开。

◎手术部位避免受压。

◎对于鼻饲及肠内营养的老年人，床头要适当抬高。

上肢

◎骨折处要妥善固定，但固定不能过紧。

◎水肿的患侧上肢要适当抬高。

◎避免肘部受压。

下肢

◎骨折处要妥善固定。

◎水肿的患侧下肢要适当抬高。

◎膝关节微屈，避免过度伸直。

◎搬动和翻身时患者的肢体活动幅度不要过大。

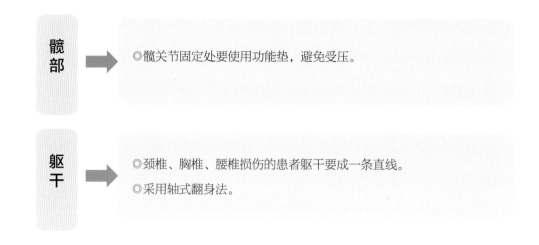

髋部 ➡ ◎髋关节固定处要使用功能垫，避免受压。

躯干 ➡ ◎颈椎、胸椎、腰椎损伤的患者躯干要成一条直线。
◎采用轴式翻身法。

脊柱骨折患者常用体位与翻身

常用体位

主要用仰卧位、侧卧位和俯卧位，必要时可以用各种大小和软硬的枕头。为了防止各骨突部位皮肤受压而发生褥疮，应该在骨突附近而不是骨突处垫枕头。

俯卧位

● 此体位一般在患者有压疮时用。
● 患者肩关节外展，肘关节屈曲，手和前臂放在枕头两侧。
● 将枕头置于双侧膝关节和踝关节下。

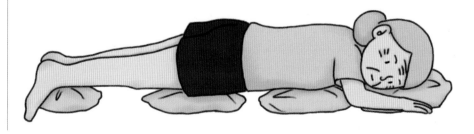

仰卧位

● 照护者轻轻抬起患者头部和双肩，在肩胛下垫薄枕。

● 取两个枕头放在患者身体两侧，将上肢外展45°放在枕头上。

● 肘部伸直，腕关节背屈约40°，两手中各放一个毛巾卷。

● 下肢伸展，在两腿间放一个枕头，膝关节下放一薄枕。

● 用两个枕头或卷起的大浴巾抵在足底，使足底与身体成90°，这样可以保持髋关节轻度外展，预防膝关节过伸、跟腱挛缩和压疮发生。

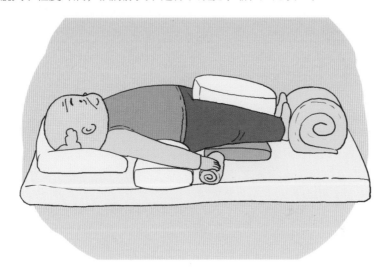

侧卧位

● 患者背部放置枕头，以支撑身体保持平衡。

● 将患者下方的手臂屈曲置于枕头旁，上方的手臂置于身前的垫枕上，注意垫枕要足够高，以免肩部过度下垂。

● 下面的腿屈髋、屈膝各20°，上面的腿屈髋、屈膝各30°。

● 使两脚位于身体中线上。

● 两膝关节和踝关节之间垫枕头。

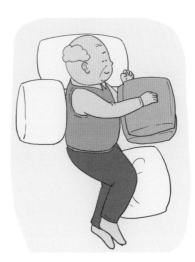

由照护者协助翻身

一人协助翻身

此方法适合腰椎手术后患者翻身。

●照护者站在病床一侧，双手托住患者肩部及臀部，将枕头垫在患者肩背部，使患者上身向后斜靠。

●在下方的腿稍屈膝，上方的腿屈髋、屈膝，两膝之间夹一软枕。

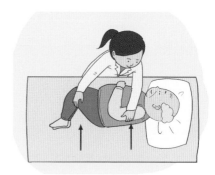

两人协助翻身

此方法适用于胸椎、腰椎手术后患者翻身。

●两名照护者站在病床一侧，让患者屈膝。

●一名照护者扶住患者远侧的肩部和臀部，两手同时用力将患者翻转至自己一侧，同时另一名照护者用枕头垫在患者腰部。

●在患者双膝间放一个软枕。

注意事项

①翻身时始终保持脊柱的稳定性，即保持脊柱成一水平位，防止脊柱扭转、滑脱、移位造成新的损伤。

②减少不必要的翻身，将翻身与擦浴、换药、注射、大小便同步进行。

③按时翻身，翻身次数应白天勤，夜晚少。白天1~2小时翻身一次，夜晚可适当延长间隔以保证患者睡眠，可利用患者小便机会进行翻身。

④一般来说，翻身角度到90°时，患者往往难以接受，因一侧肢体受压，患者肢体发麻及疼痛难以坚持长久；翻身角度45°~60°时，患者普遍感到舒适，又避免了局部皮肤长期受压。因此可以先翻至45°，然后逐渐增大翻身角度至60°，使患者逐渐适应。

⑤翻身后注意摆正患者的功能体位，如双足垫硬枕以保持踝关节呈90°，这样既能使患者舒适，又能预防足下垂、关节畸形等并发症。

⑥必须选择睡硬板床，伴有脊髓损伤者瘫痪肢体一定要保持功能位。

颈椎损伤患者常用体位与翻身

常用体位

保持头颈中立位，可在头颈两侧置放枕头或颈围制动，以平仰卧位、左右侧卧交替。

由照护者协助翻身

①颈椎损伤患者翻身需要三人协助，每次翻身都要保护好受伤部位，保持脊柱中立位，侧卧时注意使用垫子或软枕，保证脊柱在同一水平面，防止脊柱尤其是颈椎部位扭曲，造成新的损伤。

②一人托颈部，另两人站在床两侧。

③一人托颈围，协助患者转头并垫上枕头。

④嘱患者屈膝，一名照护者扶住患者远侧的肩部和臀部，两手同时用力将患者翻转至自己一侧，同时另一名照护者用枕头垫在患者腰背部。

⑤患者双膝间放一个软枕。

⑥三名照护者行动要同步，使患者颈椎与脊柱保持在同一轴线上，不可左右偏斜或扭转。

⑦患者在翻身时必须戴好颈围。

翻身的注意事项

①至少2小时需要翻身一次。

②调整枕头高度和患者头部位置，避免低头、仰头或歪头等不舒适的体位。

③用枕头或卷起的浴巾抵住足底，防止足下垂。

④有皮肤破损或初期压疮发生，要避免患处再受压。

⑤翻身后要抚平睡衣和床单的褶皱。

⑥进食后半小时内不要进行翻身。

四肢骨折

❶ 抬高患肢能促进静脉回流，防止肢体过低加重肿胀。但要注意观察和询问患者指（趾）端血液循环、感觉、运动等情况，避免肢体缺血。

❷ 骨筋膜室综合征患者，忌将患肢抬高，以免肢体血液灌注量减少，加重组织缺血、缺氧。

❸ 股骨颈骨折的老年人，要注意保持患肢外展中立位，穿防旋鞋，防止足外旋和内收。

❹ 注意肢体的姿势与位置是否利于骨折的稳定和愈合，防止骨折移位等。

骨盆骨折

❶ 稳定性骨折可仰卧或向健侧的侧卧，严禁坐位及向患侧侧卧。

❷ 多发骨折或不稳定性骨折取仰卧位，尽量减少搬动，必须搬动时应多人平托。

❸ 防止循环障碍引起皮肤损伤、神经受压、骨折再移位等可能。

骨折内固定患者的体位

❶ 骨折内固定患者的体位、活动及负重等情况应根据骨折部位、手术方式、愈合程度在医护人员指导下进行，应避免骨折内固定患者尚未愈合就正常负重，过早下床活动，造成内固定植入物早期松动、折弯甚至断裂。

❷ 人工髋关节置换术后患者保持患肢外展中立位，禁止卧于患侧及盘腿，防止假体脱落。

❸ 长期卧床患者要预防足下垂畸形及废用综合征等并发症的发生。

❹ 术后第一次起床不要过快，要逐渐抬高身体，使患者有一个逐渐适应的过程，以免出现体位性低血压。

❺ 下肢骨折患者下地负重分3步走：第一步以双拐和健肢"三点"支撑身体重量进行地面活动，患肢不负重；第二步在"三点"支撑的同时，让患肢足尖轻触地面进行半负重；第三步患肢以全脚掌着地进行全负重活动。

善用各种垫枕

　　善用不同的垫子、枕头能增加身体的受力面积，减轻局部压力，改善局部的血供、氧供，预防压疮产生。不同式样、规格的垫子适用于不同部位，也可以根据使用经验灵活运用。

C形垫 主要用于颈项、背部。

圆柱形垫 用于保持身体斜靠。

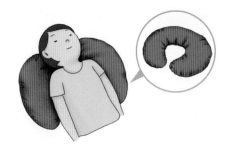
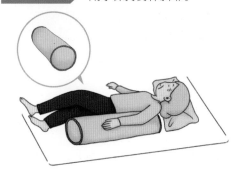

U形垫 用于四肢，预防前臂、腕、腿、足跟等部位压疮。

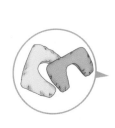
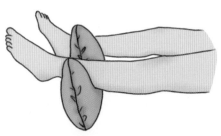

O形垫 用于坐垫、靠垫、俯卧位头垫、肢体局部垫等。

枕状垫 用于垫脚、抱枕、靠垫等。

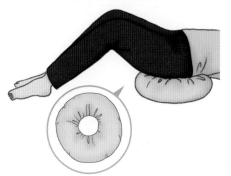
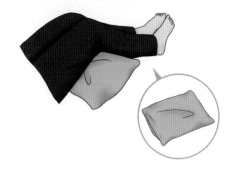

条形垫 用于坐垫、靠垫、侧卧垫、体位垫等，可按需求灵活变形使用。

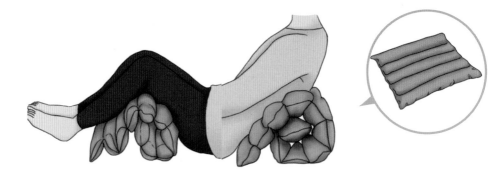

V型垫、I型垫 用于防止局部受压。

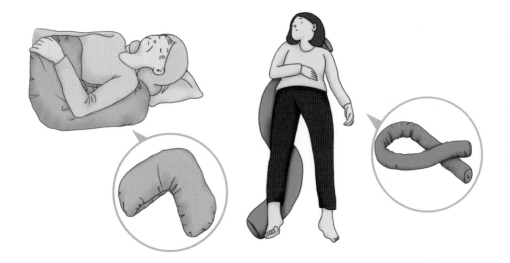

工形垫 用于两腿之间的支撑。

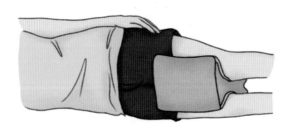
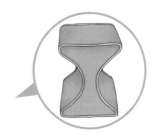

四、
贴心的进食护理

对于患有骨关节病的老年人来说，平时缺乏活动，合理而营养均衡的饮食尤其重要。如果家人能够为卧床患者准备合适的营养配餐，会对患者的病情康复和治疗非常有利。

进食照护的注意事项

吃七八分饱： 建议老年人每日三餐正餐吃七八分饱，两餐之间可适当加一些低脂肪、低热量的零食、水果。

晚饭宜早不宜晚： 老年人消化功能减弱，夜生活又比较少，晚上7点以后吃饭，和睡觉时间距离过近，可能引起腹胀、胸闷等不适，影响睡眠质量。因此，建议晚饭最好在7点前吃完，利用饭后时间散散步，适当活动。

清淡饮食： 主要是指饮食要低盐、低脂、低糖。但不能为了清淡只吃蔬菜，要注意营养的均衡，多从瘦肉、牛奶、鸡蛋中摄入优质蛋白。

食物软烂、易消化： 老年人咀嚼能力下降，粗糙、生硬的食物嚼不动、咽不下、不消化。所以，饭菜质地以软烂为好，可采用蒸、煮、炖、烩等的烹调方法。

吃暖不吃寒： 老年人对冷的抵抗力差，吃冷食可引起胃壁血管收缩，供血减少，并引起其他内脏血液循环量减少，不利健康。

细嚼慢咽： 老年人食管内壁的弹性减弱，如果进食速度太快，食管内壁不能适应突然挤压，严重时会造成食管损伤。而细嚼慢咽能减轻胃肠负担，加速食物消化，提高营养物质的吸收率，还对牙齿起到良好的"清扫自洁"作用，减少病菌的生长繁殖。

饭后要漱口： 养成饭后漱口、维护口腔健康的好习惯。漱口最好用温水，或者茶水。

如何使老年人愉快地进食

影响老年人食欲的因素很多，如味觉功能退化、口水分泌减少、药物造成口腔异物感、吞咽困难、消化功能减退、胃肠蠕动能力下降等，都会让老年人胃口不好，食量减少；牙周病、牙齿松脱、假牙不合适，会让老年人无法充分咀嚼食物，难于下咽；有的老年人饮食营养不均衡，B族维生素摄取不足，导致口腔溃疡、舌炎、口角炎，也会影响进食。以上这些问题都要及时发现、纠正，以免老年人因食欲不振导致体重减轻、体质下降。想要增加老年人的食欲，平日的饮食要注意细节。

❶避免油炸、过咸、过辣的食物。老年人味觉退化、口腔干燥，这些食物对老年人来说并不可口。可以增加一点酸味，并在颜色搭配、摆盘上花一些心思。

❷主动询问老年人想吃什么，在兼顾营养和健康的前提下，尽量满足老年人的要求。

❸避免单独用餐。照护者考虑到老年人吞咽不便，为他单独准备比较细软的饭菜，让他在自己房间或餐厅单独用餐，可能反而让老年人的食欲更差。愉悦的用餐气氛非常重要，最好让老年人和家人同桌吃饭，适当谈笑来延长用餐时间，老年人会放松心情，多吃一些。

❹照护者要注意观察老年人的进食状况，一旦食量减少，或食量不变而体重减轻，要及时就医。

适合老年人的饮食营养管理

POINT 1 少量多餐，适当加餐

老年人由于咀嚼及吞咽能力都比较差，往往一餐吃不了多少东西，而且进食时间会拖得比较长。为了让老年人每天都能摄取足够的热量及营养，不妨让老年人一天分5~6餐进食，在3次正餐之间另外准备一些简便的点心，如牛奶搭配饼干或营养麦片、豆花、豆浆，也可以将切成小块的水果或水果泥拌酸奶食用。

POINT 2 充足的豆制品和动物蛋白质

老年人的饮食里，每天要包含约150克鱼、禽、肉、蛋等动物性食物和相当于液态奶300克的奶类及奶制品，以及大豆类及坚果30~50克。

POINT 3 主食加入蔬菜一起烹调

为了方便老年人咀嚼，尽量挑选质地比较软的蔬菜，如西红柿、丝瓜、冬瓜、南瓜、茄子及绿叶菜的嫩叶等，切成小丁块或是刨成细丝后再烹调。如果老年人平常以稀饭或汤面作为主食，每次可以加入2~3种蔬菜一起煮，以确保每天吃到足够的蔬菜。

POINT 4 每天吃些水果

水果是常被老年人忽略的食物。每天应该吃200~400克质地软的水果，如香蕉、西瓜、水蜜桃、木瓜、芒果、猕猴桃等都很适合老年人，咀嚼能力较差的老年人可以把水果切成薄片、打碎成水果泥或加水稀释打成果汁食用。

POINT 5 补充B族维生素

近年来的研究显示，B族维生素与老年人易罹患的心血管疾病、肾脏病、白内障、脑部功能退化（认知、记忆力）及老年人的精神健康等都有相当密切的关联。无论生病、服药或是手术过后，都会造成B族维生素大量流失，因此对于患病的老年人来说，需要特别注意补充B族维生素。没有精加工的谷类及坚果中都含有丰富的B族维生素，所以在为老年人准备三餐时，不妨加一些糙米、胚芽等和白米一起煮成稀饭，或者将少量坚果放进搅拌机里打碎成粉，加到燕麦里一起煮成粥。

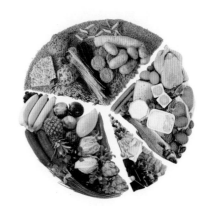

POINT 6 限制油脂摄取量

老年人摄取油脂要以植物油为主，避免肥肉、动物油脂、猪油、牛油等，而且也要少用油炸的方式烹调食物。另外，甜点糕饼类的油脂含量也很高，老年人应尽量少吃这一类的高脂肪零食。最好多元不饱和脂肪（如玉米油、葵花籽油）和单元不饱和脂肪（如橄榄油、花生油）轮换着吃，这样比较能均衡摄取各种脂肪酸。

POINT 7 少加盐、味精、酱油，善用其他调味方法

味觉不敏感的老年人吃东西时，常觉得索然无味，完全按照老年人的口味做菜很容易吃进过量的钠，埋下高血压的隐患。可以多利用一些具有浓烈味道的蔬菜，例如香菜、香菇、洋葱，用来炒蛋或是煮汤、煮粥。利用白醋、水果醋、柠檬汁、橙汁或菠萝等各种果酸味，也可以变化食物的味道。用一些中药材，尤其像气味浓厚的当归、肉桂、五香、八角或者香甜的枸杞子、红枣等，取代盐或酱油，丰富的味道有助于勾起老年人的食欲。

POINT 8 少吃辛辣食物

虽然辛辣香料能引起食欲，但是老年人吃多了这类食物，容易造成体内水分、电解质不平衡，出现口干舌燥、火气大、睡不好等症状，所以少吃为宜。

POINT 9 多补充水分

因为担心尿失禁或是夜间频繁跑厕所，不少老年人整天不大喝水。其实应该鼓励老年人在白天多喝白开水，也可泡一些花草茶（尽量不放糖）变换口味，但是不要喝含糖饮料。晚餐之后，减少水分摄取，这样就可以避免夜间上厕所影响睡眠。

POINT 10 酌情服用复合维生素补剂

老年人的个体差异很大，加上长期服药，所以不同的老年人需要额外补充的营养素也大不相同。让老年人服用复合维生素补剂，是比较安全的强化营养方法，尤其可以补充老年人特别需要的B族维生素、抗氧化维生素C及维生素E、维持骨质的钙、增强免疫力的锌等。不要擅自服用高剂量的单一补充剂，尤其是脂溶性的维生素A、维生素D，吃得过多会累积在体内，甚至引发毒性。

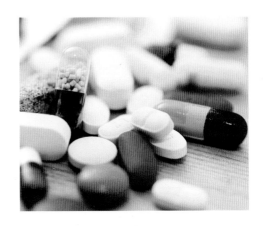

重视老年人营养不良

不良饮食习惯和错误认识

有的老年人不肯改变高盐、高油和精米面做主食的习惯，严重影响多种慢性疾病的控制效果；另有部分老年人十分重视饮食营养，但往往得不到正确的营养指导而出现偏差，特别是老年人看养生类电视节目时，常常会理解错误而走极端。

例如因为害怕血糖升高而少吃主食，长期处于饥饿状态，因为害怕血脂升高而几乎不吃动物食品，因为听说奶类可能不安全而从不饮用牛奶和奶制品，因为要"饮食清淡"每天只吃煮面条加少量蔬菜。

重视并及时纠正营养不良

老年人营养不良最明显表现为体重不足，体重不足会增加老年人对疾病的易感性，导致其耐受力低下和对寒冷的抵抗力下降等。存在营养不良的老年骨折患者，恢复速度更为缓慢，住院时间明显延长，康复率下降。为了预防老年人的营养不足，应保证充足的食物摄入，并提高食物的营养密度。由于生理功能的下降及疾病等因素不能正常饮食的，可适当使用营养素补充剂。同时应定期称量体重，监测营养状况。

老年人的贫血患病率约为25.6%，贫血会使老年人的免疫力低下、抵抗力减弱，还会出现疲倦乏力、记忆力衰退、心慌、心跳加快等症状。为了防止老年人贫血，应注意铁的摄入。已经出现缺铁性贫血的老年人应注意适量增加瘦肉、禽、鱼、动物血和肝的摄入，可选用含铁的强化食物或适当地使用营养素补充剂。

老年人常见的进食及吞咽障碍

吞咽困难的成因

唾液分泌量减少，牙齿松动、脱落，咀嚼功能障碍，吞咽无力，食管蠕动、排空减慢，脑血管疾病后遗症，抑郁症、老年痴呆症等疾病，进食方法错误等，都是引起老年人吞咽困难的常见原因。

判断方法

通过饮水和进食检查得出是否存在吞咽障碍。具体方法为，将30毫升温水用注射器注入口腔让老年人咽下，观察老年人的反应。查看是否有"不能咽下""有呛咳""咽下后声音嘶哑""呼吸变化""反复咽下"等症状，如果出现3项以上表现者，都可判断为吞咽困难。

吞咽困难的危害

吞咽困难的患者非常容易引起窒息和吸入性肺炎。当食物阻塞咽喉，可能引起呼吸不畅甚至堵塞气道；如果食物误咽进气管，其携带的细菌会诱发肺炎。

选择易吞咽的食物

食物的形态对于吞咽困难的患者有着较大的影响，所以选择合适的食物，是解决患者吞咽困难的主要方法。

容易吞咽的食物特点是：密度均一，有适当的黏性，不易松散，通过咽和食管时容易变形，且不在黏膜上残留。最容易吞咽的食物是泥状食物，以及在口腔内比较容易分散或脱离水分的食物。布丁、蛋糕、豆腐、米粥等都是比较合适的选择。

固体食物需要弄碎后再喂给老年人吃。清水也不能直接给老年人喝，应加入无糖藕粉、杏仁霜等黏稠剂，让清水变得黏稠后才能让老年人喝。尤其应该避免食用容易引起误咽和窒息的食物，如饼干、馒头等。

进食方法

❶进食时老年人注意力要集中，不能一边吃饭一边看电视。

❷尽量保持坐位，或抬高床头使身体与床的夹角为60°以上，餐后20分钟再放下，以免食物反流。

❸食物要干稀搭配，每餐都要有汤或粥，不要选择干硬或黏滞的食物。

❹有刺、骨头的食物，要先将刺、骨头剔除。

❺食物的温度要适中，过冷、过热都不利于吞咽。

❻进餐时不要催促，鼓励老年人细嚼慢咽，但也不要太过拖延，注意食物的温度。

❼进食要少量，每口以汤匙的1/3量为宜。

❽严重的，要进行"空吞咽"，即让老年人吃一口，咽一口，再空咽一口，然后再吃第二口。

❾要确定老年人两颊之内没有食物，才能喂第二口。

❿老年人出现吞咽困难的表现时，立刻停止喂食。

⓫必要时通过鼻饲灌注匀浆膳。

吞咽训练

进行目的性的吞咽训练，并且针对老年人的具体情况来选择合适的食物，用心护理，可以控制和改善进食和吞咽障碍。

●咽部刺激训练

患者取坐位或者半卧位，用自制冰冻棉棒，直接刺激咽部，以前咽弓为中心的部位，包括后腭弓、软腭、腭舌弓、咽后壁及舌根5个部位。每处刺激约1分钟，交替刺激，共15分钟。冷刺激后，嘱患者做空咽动作数次。冷刺激能有效地强化吞咽反射。

●味觉刺激训练

用棉棒蘸取味道不一样的果汁、菜汁或者其他液体，如酸（食用醋）、甜（白糖）、苦（药片）、辣（辣椒）等。这种味觉刺激训练可以刺激患者的舌面味觉，增强味觉敏感性，从而增加食欲。

●舌运动的训练

舌重复地伸出和缩回，舌在口内快速地左、右移动，舌围绕口唇做环形运动，让患者快速准确地说出"啦啦啦""卡卡卡""卡啦卡"，重复数次。

●唇和上、下颌的训练

让老年人缓慢地反复做张嘴、闭嘴动作；上、下唇用力紧闭数秒钟，再松弛；反复做上、下唇撅起，再松弛；快速地反复做张嘴、闭嘴动作，重复数次；尽快说"吗吗吗"，休息后再重复。

帮助进食的方法

骨关节病导致卧床的老年人进食需要照护者或家属的照料，老年人进食的坐姿、半坐姿以及喂食都有一些需要注意的方面。

独立进食的坐姿

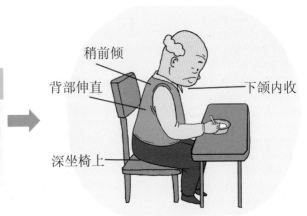

正确的坐姿

食物在面前清晰可见，背部伸直下颌内收，身体稍前倾，进食方便，不容易误吞。

稍前倾

背部伸直

下颌内收

深坐椅上

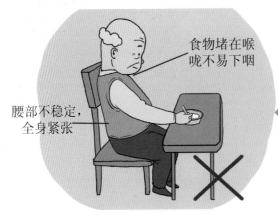

食物堵在喉咙不易下咽

腰部不稳定，全身紧张

错误的坐姿1

这样不利于患者进食后很好地消化，会给患者带来不适的反应。

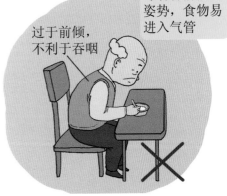

弓着背前倾的姿势，食物易进入气管

过于前倾，不利于吞咽

错误的坐姿2

这样的坐姿进食，会给患者进食带来困难，影响患者的情绪。

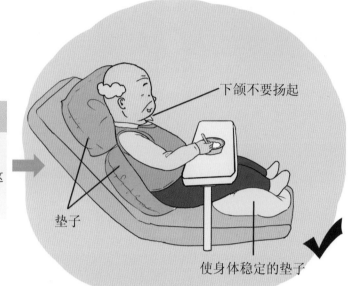

正确的半坐姿

食物在患者的正前方向，患者能够清晰地看到，这样非常有利于患者进食。

下颌不要扬起

垫子

使身体稳定的垫子

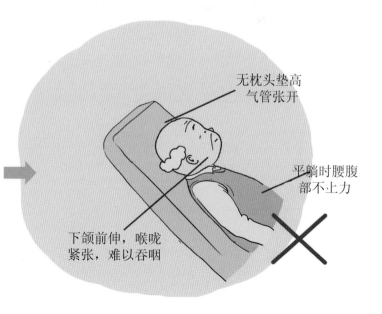

错误的半坐姿

易于滑落的姿势。为了防止身体滑落而紧张，影响吞咽。距离餐桌较远，食物运到嘴边距离过远，进食不便。

无枕头垫高
气管张开

平躺时腰腹部不上力

下颌前伸，喉咙紧张，难以吞咽

床上进食的姿势

当患者无法保持稳定的坐姿时，只得在床上进食。

❶将膝部抬起，脚下用靠垫或卷起的被子垫起，保持姿势稳定。

❷将床背抬起一定的高度，这样使其头部呈正坐位。背后用靠垫垫起，使下颌内收、颈部放松状态，这样利于吞咽。

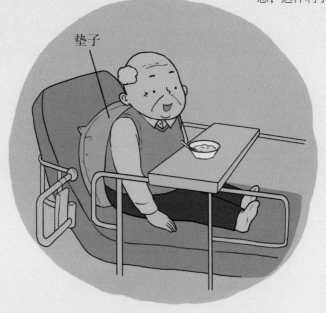

垫子

❸设置好床桌或侧桌，使其适当靠近患者以方便患者进食。

❹帮助患者戴好围裙。

❺帮助患者摆好饭菜。鼓励其尽量独立进食。因为只有本人才可以更好控制进食的量和频度，能减少误咽的概率。

辅助餐具的选用

床边餐桌

对卧床的老年人可帮助其坐在床上使用床上餐桌进餐，亦可协助喂饭。

带吸盘的碗

底座设有吸盘，可以将碗牢牢地吸在桌面上，便于老年人进食。

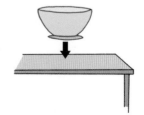

汤匙

可用汤匙或叉子代替筷子，选择把柄容易握的餐具。

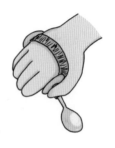

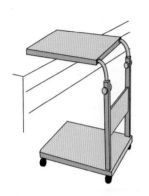

鼻饲的护理

　　鼻饲就是把胃管通过鼻腔送到患者胃中，通过胃管往患者胃中打食物，通常用于昏迷或不能自己进食的患者。

固定胃管的方法

◆胶布一端在胃管上绕两圈，一端贴在鼻翼上，每天更换胶布。
◆用绷带的中间八字形固定胃管，两端经过耳后固定在头部后方。

常用鼻饲饮食及量

常用鼻饲饮食包括混合奶和匀浆饮食。混合奶的可用食物包括：牛奶、豆浆、熟鸡蛋、浓米汤、肉汤、蔗糖、植物油、盐等。匀浆饮食的可用食物包括：米饭、米粥、面条、馒头、鸡蛋、鱼、虾、鸡肉、瘦肉、猪肝、蔬菜、油、盐等。

鼻饲患者需要一个适应过程，开始时鼻饲量应少而清淡，以后逐渐增多。昏迷或较长时间未进食者，第一、第二天以混合奶为主，每次50~100毫升，4小时喂1次，如无特殊不适，从第三天开始，即可进食匀浆膳。长期进食匀浆膳的患者，每次灌注量包括水在内一般应在200~400毫升，每天3~4次，加水数次，每天总量在1 500~2 000毫升之间。

鼻饲的操作步骤

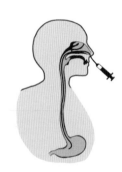

❶ 备齐清洁的注食器或注射器（50~100毫升）、温开水、水杯、纱布或牛皮筋、夹子、棉签、干毛巾、专业流食或营养膳食。

❷ 患者胸前围好干毛巾，如果不是昏迷状态，帮助老年人半卧或坐起。

❸ 移动床旁桌，距床旁约20厘米，移动椅子至便于照护者坐着操作的位置。

❹ 倒好流食和温开水测试温度，以约40℃为宜。

❺ 打开胃管前端，用注食器连接末端，回抽，如有胃液抽出即可确认管子在胃内。若胃液为鲜红色或咖啡色表示胃内出血，或空腹胃液大于1000毫升，应立即告知医护人员进行处理。

❻ 先注入20~30毫升的温开水，观察反应，再缓慢注入20毫升左右的流食。每次可以注入流食200毫升左右，每2~3小时1次。

❼ 喂食结束后，注入20~30毫升温开水冲洗鼻胃管。

❽ 塞住管子末端或者反折管子末端，用纱布包好并用夹子夹紧或用牛皮筋扎紧。

❾ 安置患者于半卧位休息，记录鼻胃管喂食量和时间，清洗注食器，整理用品，洗手。

鼻饲患者的护理措施

❶开始时鼻饲量应少，以后逐渐增多；食物要清淡而新鲜，鼻饲食物有米汤、混合奶、厚流质食物，或者根据医嘱执行；食物的浓稠度要合适。

❷鼻饲要及时记录，防止过量喂食。每次灌注量包括水在内一般应在200~300毫升，每天4~5次，每次间隔3小时以上。

❸鼻饲前要检查胃管有无脱出、松动或盘于口腔，操作过程中要防止胃管滑脱。

❹鼻饲时要保证无菌操作，餐具要保持清洁，纱布及注射器每天更换1次。

❺食物要冷却至38~40℃，鼻饲食物温度过高或过低，都有可能烫伤或冻伤黏膜；食物流经胃管的速度不宜过快。

❻每天为患者进行口腔护理，保持口腔清洁，防止口腔感染。

❼长期鼻饲的患者要防止发生鼻溃疡、食管溃疡、胃出血、肺部感染及胃肠道细菌感染。

❽要注意膳食的调节：如果患者排便次数多，大便酸臭，可能是进食过多的糖类所致；如果患者大便稀臭，呈碱性反应，可能为蛋白质消化不良。

❾凡是上消化道出血、食管静脉曲张或梗阻，以及鼻腔、食管手术后的患者禁用鼻饲法。

鼻饲管阻塞的预防与处理

❶每次进食前、后都要用注射器抽取温开水冲洗导管，餐后将管口封好。

❷药物应用温开水充分浸泡、溶解再注入鼻饲管。

❸黏稠的流食如米粥，需要用水1∶1稀释。

❹一旦导管堵塞，可以用10~20毫升的注射器，温开水冲、吸交替进行冲管。注意压力不要过大，以免冲破导管。

五、

排泄护理要到位

排泄是生活中最隐私的部分之一，自己的排泄也要别人照顾，当然会难为情。这种心理上的负担，会导致老年患者的性情改变，易怒或沉默。尊重、保护患者的隐私，使其尽可能排便自理，或安心接受护理，不憋尿、憋便，是排泄照护的重点。

排泄方法的选择

地点或用具	对象	照护方法
厕所	有尿意、便意，可站立、可保持坐位，可以自行走去厕所的患者（包括独立、靠帮助、坐轮椅等可以移动到厕所的患者）。	尽可能让患者独立去厕所，独立排泄。
便携式便座	可以控制排便、排尿，可保持坐位、可从床上起身（包括受照护）但无力走到厕所的患者。	白天正常利用厕所，晚上可考虑就近在床边利用便携式便座如厕。
便器、尿器	可以控制排便、排尿，但无法保持坐位的患者。	无法保持坐位的患者利用尿器、便器排泄。如果可以独立脱、穿衣裤，独立放置尿器、便器则最好，还可减轻照护者负担。不能独立时，才要照护。
尿裤	无法控制排便、排尿，夜间为省事不得不用尿裤的人。	因使用者的情况不同选择尿裤，购入时要考虑性别、能否活动、尿量多少等情况。可先买少量样品试用，最终选择合适的尿裤。

使用便携式马桶

POINT 1 选择

便携式马桶有家具式木制的和塑料制轻便型的两种，可按患者的状况选用。基本要求：为了保持坐位稳定，要有靠背及扶手；为了方便从床上移动到便座，扶手应能拆下；为了方便起坐，便器高度应能调节。

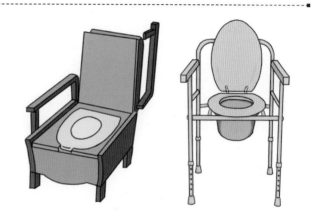

POINT 2 放置位置

患者可行走时，马桶放在卧室墙角，前方用屏风或隔帘遮挡。走动不便的，可把便器置于床边与床平行，并将卫生纸放在随手可拿到的地方。

POINT 3 清洗

使用后立即取出便桶清洗。粪便倒掉后，用清洗剂清洗，之后喷消味剂，再在桶底放几张卫生纸，可以避免下次使用时尿、便溅出。

POINT 4 可站立者使用便携式马桶

①从床上靠扶手站起来，脱掉裤子。

②依靠扶手向便器移动，坐下排便。

③身体稍前倾，一手扶着扶手保持姿势稳定，抬起臀部，擦拭干净。

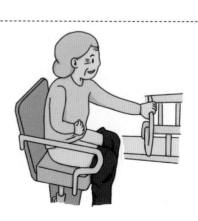

使用尿壶

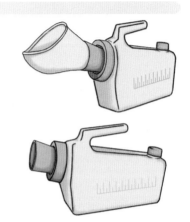

尿壶分男、女用，但女性患者通常使用便器代替尿壶。

▶能够自己使用尿壶的患者，能坐起则坐在床边使用尿壶，不能坐起的，可以侧卧在床上使用。

▶需要照护者帮忙的，患者表达有尿意，照护者将其裤子脱至膝盖，将阴茎放入尿壶口。排尿时间如果较长，可以用浴巾盖住患者下腹部，以免受凉。尿毕，照护者一手持卫生纸擦拭，一手取出尿壶。

使用便器

①确认便器清洁、无破损；金属便器使用前要加适量热水加温，以免太凉引起患者不适；女性患者使用便器前，为了避免尿液飞溅，可在便器内放卫生纸。

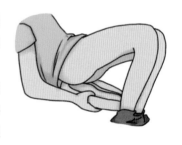

②将隔尿垫放于患者臀部下，帮助患者脱下裤子，照护者一手托患者臀部，并嘱其屈膝、抬高臀部，另一手将便器放置于臀部下，开口朝向患者足部。用卫生纸盖住患者下体，以防尿、便溅出。

③患者不能抬臀时，照护者协助患者侧卧，将便器放在合适的位置并扶住，然后让便器和患者身体一起转身，帮患者恢复平卧，检查患者是否坐于便器中央并调整位置。

④如果排便时间较长，用浴巾或小被子盖住身体，以免患者受凉。

⑤照护者将卫生纸放在患者能拿到的地方，暂时离开，或拉上床旁的隔帘，让患者自行排便。

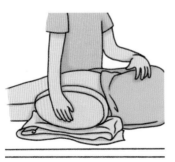

⑥排便完毕，照护者帮患者清理干净肛门和会阴部，卫生纸丢弃于便器中，让患者双腿用力将臀部抬起，照护者一手帮助患者抬腰，一手取出便器，盖好放于一边，帮患者穿上裤子，再去清理便器。

使用纸尿裤、尿片

穿纸尿裤是最后的照护手段，对卧床不起且照护者不能随时协助患者排泄时，才能使用。开始使用纸尿裤时，患者心理上会有抵触，可以从使用尿片开始慢慢过渡，并注意开导患者。选择尿裤、尿片时，要考虑患者性别、能否活动、尿量多少等情况，根据患者情况选择最合适的产品。

选择尿裤、尿片

尿裤分为布质和纸质。布尿裤柔软、贴身，可以反复清洗使用，比较经济；纸尿裤只能一次性使用，有吸水量大、不回渗的特点，所以医生常推荐将纸尿裤配合着尿片一起使用。一般成人纸尿裤结构上从内向外分为3层：内层紧贴皮肤，由无纺布制成；中间层为吸水绒毛浆，添加有高分子吸水剂；外层是不透水的塑胶膜。选购时主要看产品的质量和规格，要考虑纸尿裤的锁水能力、透气性、弹性、防漏设计等。

吸收量

尿液的流量速度极快，需要纸尿裤拥有超强的吸收能力，才能防止尿液外漏。

表层是否柔软

尿失禁患者的皮肤非常脆弱，纸尿裤的表层材质必须柔软，磕碰不到患者的肌肤。

是否防回渗、防褥疮

褥疮是卧床患者最常见的并发症之一，难以治愈且极易复发，尿失禁患者一旦护理不周就可能饱受褥疮的困扰。

是否贴身、有效防漏

纸尿裤穿戴一定要舒适贴身，无论患者走动、翻身，都不能产生侧漏、后漏的问题。

因为纸尿裤相对较贵，频繁更换很不经济，在尿量较少的时候，可选择普通内裤+尿片；尿量较多时，选择纸尿裤+尿片，将尿片的防漏层用刀划破，贴在尿裤上，尽可能勤换尿片，延长纸尿裤的使用时间。

搭配使用尿裤、尿片

尿片和尿裤各有优缺点,所以最好将纸尿裤配合着尿片一起使用。

 很少:普通内裤+尿片

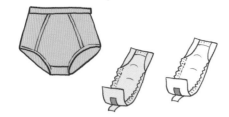

 大量:尿裤+大尿片+小尿片

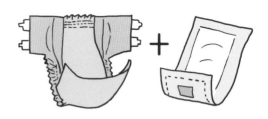

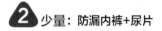 **少量:防漏内裤+尿片**

 很多:尿裤+2大尿片+小尿片

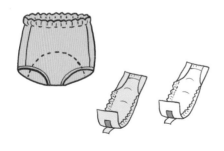

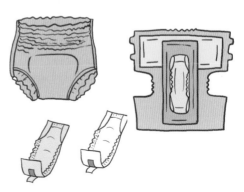

稍多:尿裤+尿片

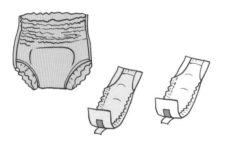

照护要点

女性患者通常尿液流向臀部,所以尿片不要放在尿裤正中,要移向后方一些;男性患者用尿片包裹阴茎,再穿上尿裤,这样防漏效果最好。

更换尿片

❶将患者裤子脱至膝盖，打开尿裤。

❷将尿湿的尿片卷起，拿开。

❸使患者抬膝，无论是否有污物，都要用准备好的热湿小毛巾认真擦拭。毛巾擦拭过的面不能再擦别处。

❹铺新的尿片，让患者稍侧身，新尿片从腰上部向下铺好。

❺将患者改平卧位，拉直尿片使之与阴部紧密贴合，女性凸折，男性凹折。

❻尿片不要包得太紧，使患者的大腿根部与尿片边缘留有两指空间，合上尿裤。

更换尿裤

❶将尿裤向前在股间卷起，将裤子脱到膝盖下，揭开固定胶带，解开尿裤。

❷将一侧的尿裤向背部卷起，掖到身下。

❸将患者转身侧卧，用热湿毛巾擦拭、清洁阴部和臀部，注意有无皮肤溃烂、皮损、褥疮。

❹让患者保持侧卧，迅速取出脏的尿裤，更换新尿裤。

❺使患者平卧，把新尿裤压在身体下面的部分拉出，左右均等展平。

❻按前述的方法衬上尿片，掌握好松紧程度（两指），再黏合上尿裤。

使用尿裤、尿片的注意事项

❶每2~3小时监测一次排泄状况，把握患者的排泄规律。

❷发现有尿、便，尽快更换尿片或尿裤。

❸更换时注意患者的隐私，必要时用浴巾遮盖下身，迅速更换。

❹更换时注意检查大腿根部、会阴、肛门等处有无皮肤破损或褥疮。

❺注意抚平尿裤的褶皱，避免褶皱处压迫皮肤，引起褥疮。

❻换下的尿片、尿裤卷起尽快处理，并开窗通风换气。

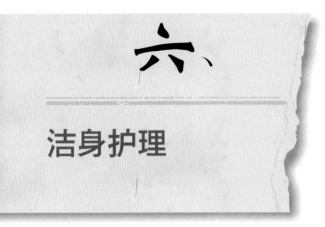

久卧床榻、得不到良好照护的老年人会衣冠不整，昏昏沉沉，这样不利于老年人的心理和生理健康。为了让老年人有好的精神面貌，做好日常的洁身护理，保持清洁和舒适非常重要。

口腔清洁

口腔健康的标准是：牙齿清洁、无龋坏、无疼痛感，牙龈颜色正常、无出血现象。因骨关节病而卧床或行动不便的患者比健康人更易患上口腔疾病，让人寝食难安，严重影响生活质量。

卧床患者更易患口腔疾病

>>口腔中有数量庞大、种类繁多的正常菌群，弱碱性的唾液、食物残渣为正常菌群的繁衍提供了合适条件。健康的人每天通过饮水、进食、刷牙、漱口等活动可以减少、消除致病菌。但当处于疾病状态，尤其是因骨关节病长期卧床的老年人，身体的屏障和免疫系统功能下降，可能伴有进食和饮水障碍，口腔内环境变化，有细菌大量繁殖黏附于牙齿表面而形成菌斑，并发酵多糖产生大量的酸，pH值下降至4.5左右，使牙釉质和牙质脱钙而造成龋齿及多种口腔疾病。

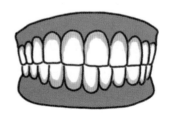

经常自查，及时发现口腔问题

>>指导患者正确完成口腔清洁活动，或帮助不能自理的患者完成口腔清洁，有助于保持患者口腔良好的卫生，预防病菌在口腔滋生，并早期发现口腔疾病。进行口腔护理前，照护者应全面、仔细地检查患者的口腔情况。

①口腔卫生：口腔内有无食物残渣、牙垢、牙石。齿垢易在牙齿与牙龈间堆积而形成牙结石，是蛀牙与牙周炎的温床。

②口唇：观察口唇有无干裂、出血、炎症及肿胀。

③牙齿、牙龈：检查牙齿数目，有无松动与疼痛，有无龋齿；牙龈有无发炎、出血；配戴假牙的患者要检查假牙是否舒适。假牙不合适可能磨损牙龈或口腔黏膜；牙龈炎未能及时发现、治疗，炎症可向深层扩散而发展为牙周炎，可动摇牙齿，甚至导致牙齿脱落。

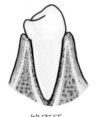
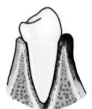
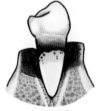

健康牙　　　　　　　　牙龈炎　　　　　　　　牙周炎

④口腔黏膜：自然光下，健康的口腔黏膜光洁、呈粉红色。观察患者口腔黏膜有无充血、肿胀、溃疡及颜色异常。

⑤口腔异味：有无口臭及特殊气味。腥臭味常见于牙周炎、口腔糜烂、化脓性扁桃体炎等疾病，有血腥味可能是牙龈出血、上消化道出血或支气管扩张等疾病。

⑥舌：观察舌体是否有损伤、肿大，颜色、舌苔、舌质是否正常。鼻部疾患常见舌体干燥，并伴有张口呼吸、唾液缺乏；暂时性的舌体肿大可能由舌炎、口腔炎、舌蜂窝组织炎、脓肿、血肿、血管神经性水肿等疾病引起；维生素B2缺乏会引起裂纹舌（地图舌）；舌面光滑、舌体萎缩变小，常见于缺铁性贫血、恶性贫血及慢性萎缩性胃炎等疾病。

⑦唾液：有无唾液过少、过多、黏稠等异常状态。

患者自己刷牙

>>能够自己刷牙的患者，即使不能去卫生间，也要每天早晚坐在椅子或床上做口腔清洁。准备牙刷、杯子、漱口盆、小镜子、毛巾，必要时可以使用电动牙刷和牙线。

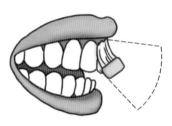

①手持刷柄，将刷头置于牙颈部，刷毛与牙根部呈45°，刷毛指向牙根方向（上颌牙向上，下颌牙向下），轻微加压，使刷毛部分进入龈沟，部分置于龈缘上。

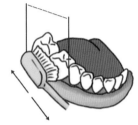

②以2~3颗牙为一组，以短距离（约2毫米）水平颤动牙刷4~6次。避免动作过大又变成横刷。

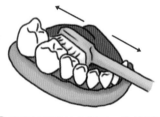

③接着是牙齿的内侧面，也使用同样的刷法。

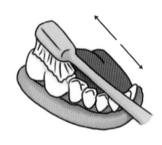

④咬合面上的窝沟很容易积攒细菌，一定要注意刷到，这时小刷头的优势就体现出来了。

⑤前牙内侧有些特殊，需要将刷头竖放在牙面上，使前部刷毛接触龈缘或进入龈沟，做上下提拉颤动，自上而下拂刷，不做来回拂刷。刷下前牙舌面时，自下而上拂刷。

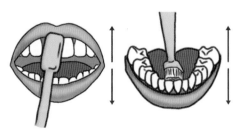

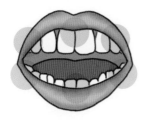

⑥将牙齿分为了6个区域，保证牙齿正面、内侧面以及咬合面都刷到。刷完后刷洗舌面，以减少有害菌。

使用牙线

使用牙线能更彻底地清除牙缝、牙龈内的食物碎屑和牙菌斑。

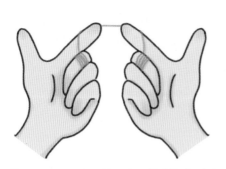

①拉出约45厘米长的牙线（约为指尖到手肘的长度），在两手中指第二指节上轻轻绕几圈，中间保留10~15厘米。

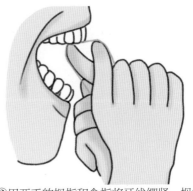

②用两手的拇指和食指将牙线绷紧，拇指在口腔外，食指伸入口腔内，像拉锯一样将牙线放入牙缝间。

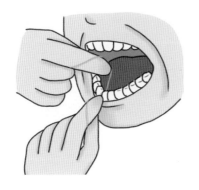

③轻轻上下滑动牙线，清理牙齿内侧和牙龈内的食物残渣和牙垢。

由照护者进行口腔护理

>>意识不清或口内出血不能刷牙的卧床患者，为了保持口腔清洁、使患者舒适和预防口腔感染等目的，需要由照护者进行特殊的口腔护理。

①物品准备：碗2个（分别盛放漱口液和无菌棉球）、弯盘（盛放废弃棉球）、镊子、弯止血钳、压舌板、纱布、吸水管、液状石蜡、手电筒、一次性垫巾。

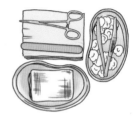

②患者背部垫软枕、保持斜卧位，或仰卧头偏向照护者一侧，用毛巾围在前胸至头侧的范围，再铺一次性垫巾，防止水和分泌物从口腔流出浸湿床单和患者衣物。

③让患者先用吸管吸入温开水漱口（昏迷或神志不清患者禁忌漱口，不需此步骤），咬合上下齿，让温水在口腔内充分含漱、转动30秒以上，吐至弯盘内。

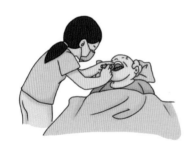

④嘱患者张口，照护者一手持压舌板，一手持手电筒，观察口腔黏膜和舌苔情况，顺序为唇、齿、颊、颚、舌、咽。

⑤照护者用镊子辅助，止血钳夹紧棉球，棉球应包裹止血钳尖端，蘸漱口液并使其干湿适度，擦洗口唇；患者咬合上下齿，先擦左侧牙齿外面，沿着牙缝纵向由上至下、由臼齿擦至门牙，同样方法擦洗右侧外面；患者张口，擦洗左侧上、下牙的咬合面、内侧面，同样方法擦洗右侧；擦洗上颚及舌面、舌下、口腔底部，注意不要触及咽部，以免引起恶心。

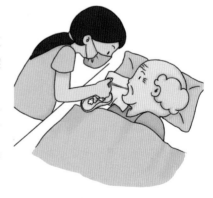

⑥每擦洗一个部位，要更换一次棉球，舌苔较厚或口腔分泌物过多时，用压舌板包裹纱布擦净分泌物。擦洗过程中动作要轻柔，以防碰伤黏膜及牙龈。

⑦用吸水管或用注射器沿口角将温开水缓缓注入，嘱患者漱口，将水吐入弯盘内或由下侧口角吸出，用毛巾擦净口周、面颊。

⑧用液状石蜡湿润口唇及口角，左手持手电筒、右手持压舌板，检查口腔是否擦洗干净，有无棉球遗留。最后清点棉球，棉球数量要与操作前数量相符。

常用漱口溶液的种类与作用

生理盐水	清洁口腔、预防感染
1%的过氧化氢溶液	抗菌除臭
1%~4%的碳酸氢钠溶液	抗真菌
0.02%的氯己定溶液	广谱抑菌、干扰牙菌斑形成
0.02%的呋喃西林溶液	光谱抗菌、清洁口腔
0.1%的醋酸溶液	用于绿脓杆菌感染
2%~3%的硼酸溶液	防腐、抑菌
0.08%的甲硝唑溶液	用于厌氧菌感染

口腔护理注意事项

①昏迷或神志不清的患者禁止漱口，以免漱口液误吸引起窒息或吸入性肺炎。

②为昏迷患者擦洗口腔时可以用张口器，牙关紧闭的患者不可用暴力使其张口。

③观察口腔时，对长期使用抗生素的患者，应注意观察是否有真菌感染。

④擦拭牙齿过程中，棉球不能过湿，防止多余的水分造成误吸，操作前、后要清点棉球数目并确保一致，以免将棉球遗留在患者口腔内。

护理老年人的可摘义齿（活动假牙）

>>使用假牙清洁剂

假牙上的食物残渣也会滋生细菌，引起口腔和牙龈炎症，所以假牙和真牙一样需要清洁护理。不少配戴假牙的老年人用牙膏清洁假牙，其实这样做是错误的，牙膏中的摩擦剂会损伤假牙表面，更利于细菌繁殖，不仅缩短了假牙的使用寿命，还容易造成牙周病、口臭、口腔溃疡、"义齿性口炎"等。

◆活动假牙每次进食后摘下用清水冲洗即可，可在清洗时用软布擦拭或软细毛刷轻刷。

◆晚上睡前将假牙摘下，使用专业假牙清洁片、假牙清洗剂来清洗，然后放于特定的冷水杯中，每天换水1次，次日早上用清水冲洗后即可再次配戴。

◆注意不要过度摩擦假牙与牙龈、口腔黏膜的接触面，以免损耗假牙。

◆假牙不可存放于热水和酒精中，以免变形。

>>注意清洁真牙

余留真牙对于假牙的稳定及其功能的发挥是至关重要的。先将活动假牙取下，然后用软毛牙刷、牙线等工具以及牙膏、牙粉等清洁剂对剩余的真牙进行清洁。

>>口腔按摩

适当进行口腔按摩可以刺激血液循环，增强口腔黏膜组织抗损伤、抗感染的能力。将拇指、食指放在牙龈两侧，之间一压、一松地动作按摩，上颚也要按摩到。按摩时注意不要令指甲刮到口腔黏膜。

>>卧床不能起身的老年人照护法

◆照护者戴手套。

◆先取下假牙、再取上假牙。

◆用海绵牙刷清洁残存的牙齿，注意要清洁牙龈、口腔黏膜和舌头。

◆安置老年人于舒适体位，最后将假牙清洗后妥善保管。

>>假牙也有使用寿命

◆白色陶瓷牙的寿命是10~15年或15年以上。

◆硬质塑料牙约为3年。

◆金属牙约为5年。

使用假牙应每半年或一年复检一次，以便发现问题，及早处理。当临近使用年限，即便假牙没有出现问题，也要与医生商量酌情更换。

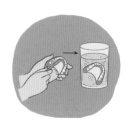

洗脸、剃须方法

久卧床榻，得不到良好照护的患者衣冠不整，昏昏沉沉，不利于患者的心理和生理健康，为了让患者有好的精神面貌，洁面、剃须，保持清洁和舒适非常重要。

患者自己洗脸

有一定自理能力的卧床患者，应尽量自己洗脸。有行走能力的患者自己走到洗脸台，坐在椅子上洗脸。不能离床但可以坐起者在床上洗脸，为了不弄湿衣服和寝具，可在床上放小床桌，铺塑料布或大塑料袋，再铺浴巾，以免水珠飞溅。给患者戴上塑料围裙和套袖，照护者将水盆置于胸前小桌上，冬季水温可以稍高，40℃左右为宜，夏季应比体温低一些，在32~35℃最舒适。如果衣服弄湿了，为防止着凉，要尽快更换衣服，所以替换的衣服要触手可及。

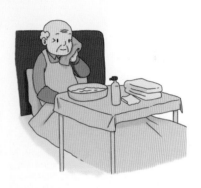

由照护者帮助洗脸

用温热的湿毛巾帮助患者擦脸，不同的部位，要用毛巾干净的部分擦拭。擦洗顺序是：

①从内到外，从内眼角到外眼角。

②从额头到面颊口周到下巴，像描"S"形状擦拭。

③依照鼻子、耳朵的周围、脖子、下巴的下方的顺序擦拭，皱纹的皱褶也不要漏掉。

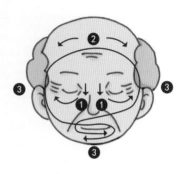

擦除眼屎

老年卧床患者经常会有眼屎，如果放置不处理，可能引起结膜炎。擦拭操作方法如下：

①用湿润的纱布，从内眼角向外眼角擦拭。

②一只眼擦好后，折叠纱布，用干净的面再擦另一只眼。

③原则上毛巾、纱布擦过的面不要用第二次。

④如果眼屎已经干燥硬结，先用温水湿润的纱布覆盖眼部，待眼屎软化后擦去。

⑤有干眼症的患者擦拭后用眼药水滴眼。

剃须

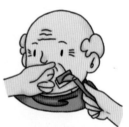

▶剃须前用热的湿毛巾敷脸1分钟，让皮肤变得柔软，并软化须根。

▶涂抹香皂水、剃须啫喱或剃须泡沫，防止刮伤以及深入软化胡须，使剃须更彻底。

▶先刮去面颊上的胡须，然后再刮两鬓和脖子。剃须动作一定要慢、轻、柔。剃须的顺序是：从左至右，从上到下，先顺胡须生长方向剃刮，再逆向剃刮，最后再顺刮一次就可基本剃净。不要东刮一刀，西刮一刀，毫无章法地乱剃。

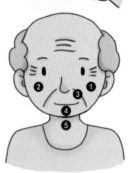

▶如果患者不能自己鼓腮，照护者可以将食指、中指并拢伸入患者口中，垫起腮部刮胡须。

▶剃须完毕，用热毛巾把泡沫擦净或用温水洗净后，再检查一下还有没有胡茬。

▶剃须后应注意皮肤保养，因为剃须刀片对皮肤有一定的刺激性，并且易使皮肤表层受损，应在剃须后用热毛巾再敷上几分钟，然后外搽须后膏、须后水或润肤霜，保护皮肤。

会阴部位的清洗

会阴护理包括清洁会阴部及其周围的皮肤。会阴部温暖、潮湿，长期卧床患者抵抗力下降，活动少且经常盖着被子，通风更差，易滋生细菌；女性患者会阴部有尿道、阴道、肛门，致病菌容易上行进入体内，引发膀胱炎等泌尿系统感染。因此帮助患者进行会阴部清洁十分必要。

进行会阴护理前，先观察患者会阴部情况：

- 有无水肿、炎症等感染表现，有无外阴瘙痒。
- 皮肤完整性，有无溃疡、赘生物或肿块。
- 皮肤的颜色、湿润程度，有无萎缩、增厚或变薄。
- 女性患者阴道流血，白带量、色、味、质是否正常。
- 男性患者龟头处有无红肿，分泌物颜色、气味，阴囊大小、有无异常肿块。
- 肛门有无痔疮或痔核脱出。

清洁顺序：

由于会阴部特殊的生理结构，尿道口是相对最清洁的部位，肛门是相对不清洁的部位，进行会阴部清洁时，应由前向后先擦洗尿道口、后擦洗肛门，以防发生感染。

会阴部擦洗：

①物品准备

- 橡胶床单或大塑料布、浴巾、毛巾数条、50~60℃温开水1盆。

②男性患者的会阴部擦洗法

- 协助患者仰卧，脱掉裤子，用浴巾盖住患者下半身，照护者戴上一次性清洁手套，将毛巾用温开水浸湿、拧半干。

· 一手提起阴茎，退下包皮，一手取专用的热湿毛巾，擦洗龟头和包皮内侧。

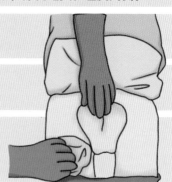

· 沿阴茎向下擦洗，注意清洁皮肤褶皱、阴囊内侧的污垢。

· 轻轻托起阴囊，用毛巾擦洗大腿根部的皮肤褶皱处。

· 换洗臀部专用的热湿毛巾，协助患者侧卧，照护者一手将患者臀部分开，一手持毛巾擦洗肛门及周围，擦洗完毕协助患者穿上裤子。

③女性患者的会阴部擦洗法

· 将橡胶床单或大塑料布铺在患者臀部下，协助患者仰卧，脱掉裤子，将上衣推至腰部以上，用大浴巾盖住露出的部分，照护者戴上一次性清洁手套，将毛巾用温开水浸湿、拧半干。

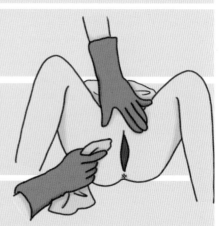

· 左手轻轻合上患者小阴唇，右手从前向后（耻骨联合向肛门）擦洗大、小阴唇之间的皮肤。

· 分开小阴唇，暴露尿道口、阴道口，按顺序擦洗尿道口、阴道口、小阴唇、大阴唇、会阴、肛门，每擦洗一处都要将毛巾翻面或更换棉球。

· 用热湿毛巾擦洗肚脐周围、臀部侧面及大腿上部，擦洗完毕协助患者穿上裤子。

④注意事项

· 进行会阴部擦洗时，每擦洗一处都需要变换毛巾的部位，最好准备2条以上毛巾。如果用棉球擦洗，每擦一处均需要更换棉球。

· 使用纸尿裤的患者，擦洗前打开纸尿裤，检查有无尿、便，如果有则将纸尿裤卷起换下，擦洗会阴后更换新的纸尿裤。

全身擦浴

物品准备

50%乙醇（酒精）或按摩膏、香皂或沐浴露、爽身粉、浴巾1条、毛巾2条、换洗衣物、被单、污水桶、脸盆，另备一桶干净热水，水温47~50℃，根据患者的年龄、习惯和季节调节水温。

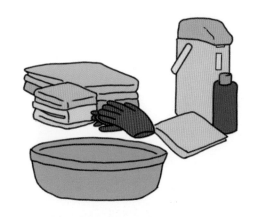

操作方法

擦浴的方法是，先用涂有香皂的湿毛巾擦洗皮肤，再用清洁的湿毛巾擦净，最后用浴巾擦干，酌情在皮肤褶皱处或全身涂擦爽身粉。

❶擦浴前协助患者排空二便，向患者解释清楚擦浴的方法、注意事项、怎样与照护者配合，关闭门窗，保持室温舒适。将热水桶、污水桶放在床旁，脸盆倒入半盆热水，放在床边椅子上，便于清洗毛巾。

❷为患者松开领扣，颈前铺浴巾，照护者将湿润的热毛巾包在手上，为患者洗脸、颈部，依次擦洗眼（由内眼角至外眼角）、前额、鼻翼、面颊部、嘴、颈部、耳后至下颌，协助患者侧卧，用热水浸泡、清洗双手，或逐一仔细擦拭手指、手心和指缝。

❸帮患者侧身脱掉上衣（先近侧后远侧，如有外伤、偏瘫的先健侧后患侧），并铺浴巾。先擦洗上肢，换热水后擦洗胸部、腹部，协助患者背朝照护者侧卧，擦洗颈后部、背部。观察骨骼凸起部位的皮肤，无明显发红、破损者用50%乙醇按摩，已经有压疮发生的，按不同程度区别处理。擦洗完毕后涂擦爽身粉，撤下浴巾，协助患者穿上干净的上衣，仰卧。

❹帮患者脱下裤子，并铺浴巾，依次擦洗会阴部、臀部及两侧下肢至脚踝。将患者两腿屈膝，将浴巾铺于床尾，放热水盆泡脚、洗脚，擦干双脚后涂擦爽身粉，穿上干净的裤子。

❺修剪指（趾）甲，梳头，更换干净的床单，最后清理用品。

淋浴的照护

物品准备

香皂或沐浴露、爽身粉、浴巾1条、毛巾2条、换洗衣物、淋浴椅。

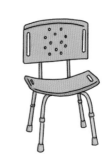

操作方法

▶淋浴前照护者准备好所需物品，确认好浴室温度和水温，不可太热也不可太凉，将淋浴椅放在花洒下。

▶让患者肩部披洗澡毛巾，坐在椅子上，自己手持花洒或由照护者从脚开始向上淋浴，外阴部也要冲洗，冲净后用桶装热水给患者泡脚。

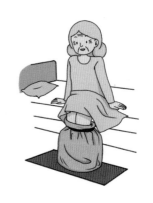

▶用涂有香皂或沐浴露的湿毛巾擦洗皮肤，腋下、手指、脚趾间和皮肤褶皱部分要仔细擦洗，冲净泡沫。

▶洗头发时，如果患者上半身不能前倾，可戴洗发帽。

▶在浴室将患者初步擦干，离开浴室后再仔细擦干，更换干净的衣物，协助患者吹干头发。

更换衣物

选择宽松的尼龙粘扣衣服，方便患者自己穿、脱衣物。先穿患侧的袖子，再穿健侧；脱衣时先脱健侧，再脱患侧。

卧床需要由照护者协助更衣的情况下，根据患者病情采取不同的更衣方法，病情稳定可采取半坐卧位或坐位更换，卧床可采取轴式翻身法更换，方法如下：

1 脱衣

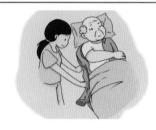

- 解开扣子，脱下对侧肩部衣襟，放松衣服。
- 脱下对侧衣袖，卷起，掖到患者身下。
- 患者上肢放于腹部，向已褪下衣袖的一侧翻转身体。
- 从身体下抽出衣服，褪下另一侧衣袖。

2 穿衣

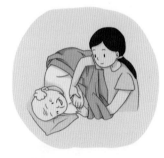 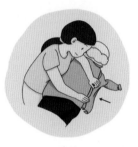 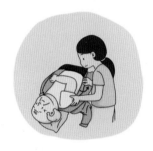

- 照护者手套进上方手臂一侧的衣袖，握住患者手，将衣袖套进患者对应上肢。
- 在患者背后将衣物折叠，掖到身体下面。
- 翻身呈仰卧位，抽出压在身下的上衣，穿上另一侧衣袖，抚平衣服褶皱，扣好扣子。

3 脱裤

- 让腰部可以抬起的患者自己抬腰后，脱下裤腰。
- 不能抬腰配合的患者，照护者分别抬起左右侧的腰部，逐次脱下左右侧的裤腰。
- 褪下裤腰至膝盖以下，抬起脚后跟，脱去裤腿。

4 穿裤

- 照护者用手先把患者两侧腿分别套进对应裤腿中。
- 将裤子提至大腿根部。
- 交替抬起左右腰部，提起裤腰，抚平褶皱。

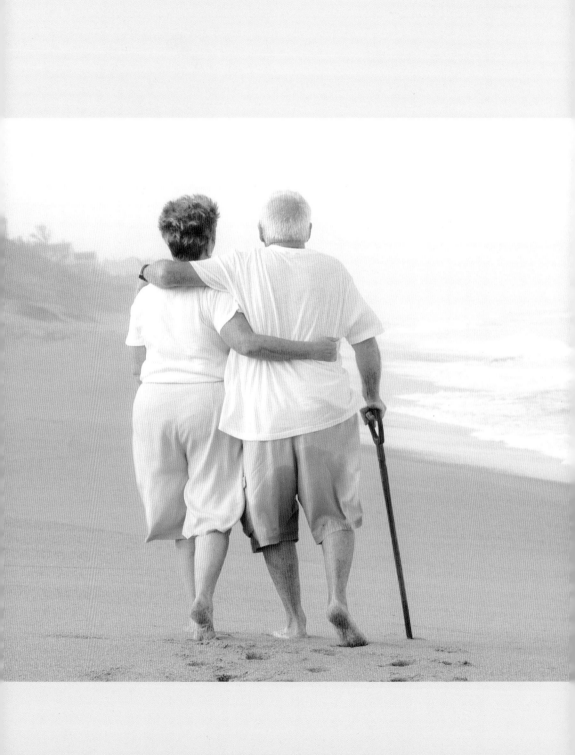

Part 3

内外兼修，
让骨头不再脆弱
——老年人骨折家庭看护

随着年龄增长，老年人的骨密度逐年降低，骨头变得脆而硬，加上反应能力差，特别容易发生骨折。那么发生骨折后，应该科学地照顾老年人，如何科学照顾老年人，使老年人早日康复，是很多患者家人所关心的问题。

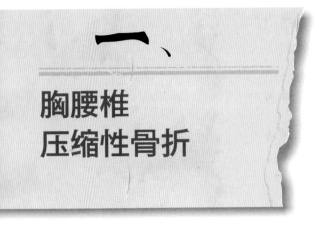

一、

胸腰椎压缩性骨折

胸腰椎压缩性骨折多为创伤所致，老年骨质疏松骨折也多为压缩性骨折。后者遭遇伤力一般较轻，也可表现为应力骨折，即反复轻型伤力积累所致。而病理骨折通常指骨结核、骨肿瘤侵犯椎骨以致轻微伤力，或无外伤造成的骨折。

照护要点和康复运动

1. 急救措施

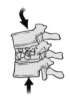

胸腰椎压缩性骨折患者的急救、搬运非常重要，应采用平卧搬运法，或将伤者滚动法移至铺有厚垫子的木板担架或硬床板上。

① **平托法**

三人用手同时平托伤者的头、背、腰、臀和腿部，将伤员平直托至木板上。

② **滚动法**

先使伤者两下肢伸直，两上肢伸直放在身体两侧。将木板放在伤者一侧，两至三人扶伤者躯干，使成一整体滚动，移至木板上。注意不要使躯干扭转。

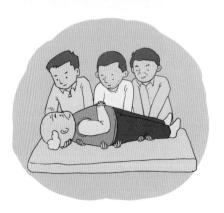

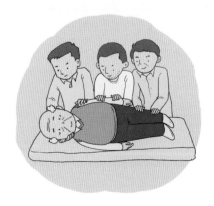

③ **错误的移动方法**

　　禁用搂抱或一人抬头、一人抬足的方法，因这些方法将增加患者脊柱的弯曲，加重椎骨和脊髓的损伤。

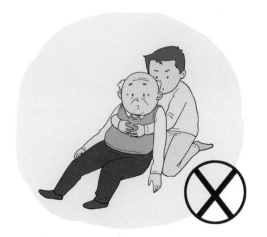
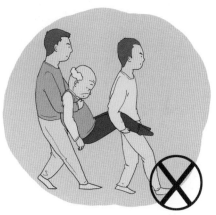
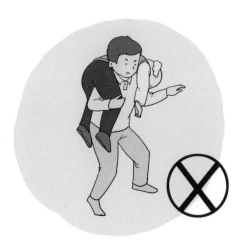
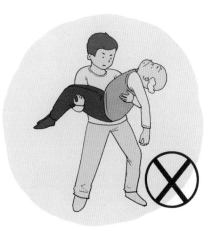

2. 心理护理

老年人由于病情突发卧床不起，生活不能自理，易出现焦虑、忧郁、悲观、消极情绪，丧失治疗信心。针对患者心理状态，照护者要积极安慰患者，解除其顾虑。配合医生向患者解释疾病的原理，介绍治疗方法、时间、效果等，使其正确认识疾病，树立康复信心，积极配合治疗。

3. 挺胸、腹练习

❶ 入院当天开始，患者平卧硬板床以骨折处为中心，腰背部垫一个高5厘米的软枕。
❷ 臀部、肩部不离开床面，使脊柱、胸腰段离床面3~4厘米。
❸ 每天3~4次，每次5~10分钟（20次左右）。
❹ 初期可能会出现腰背疼痛轻度加重和不适感，可根据其承受度不断调整运动量。
❺ 随症状缓解可逐渐加大锻炼量，垫枕高度逐渐增高可达10~15厘米。

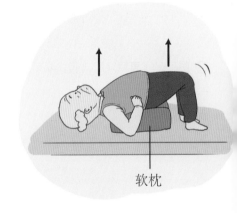

软枕

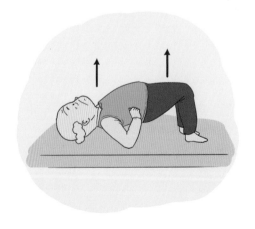

4. 五点支撑法

❶ 伤后1周开始，患者仰卧在木板床上。
❷ 用头部、双肘及足跟五点支撑起全身，背部尽力抬高。

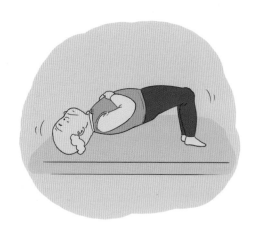

5. 三点支撑法

❶ 伤后2~4周可采用3点支撑法练习。

❷ 患者双臂置于胸前，用头部及双足撑在床上，而全身腾空后伸。

❸ 三点支撑比五点支撑更有利于腰背肌肉的锻炼。

6. 飞燕点水法

❶ 伤后5~6周可采用飞燕式练习。

❷ 患者俯卧上肢后伸，小腿与踝部垫一枕头，头部和肩部尽量后仰，同时下肢尽量绷直后伸，全身翘起，仅让腹部着床，呈弧形。

❸ 持续3~5秒，然后放平身体，腰部肌肉放松，休息3~5秒。

❹ 开始因受伤部位疼痛和不适，可以每天只练习数次或数十次，逐渐增加至百余次。

❺ 患者可循序渐进，先练习头、上肢及背部后伸，或者下肢及腰部后伸，最后再练习一点法。

❻ 锻炼时间一般需1.5~3个月。

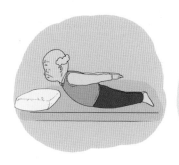
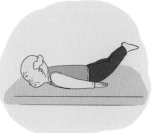
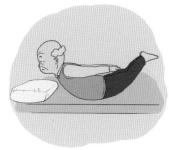

注意事项

❶ 如果老年人腰背肌肉力量比较弱，或体型肥胖，不能完成"飞燕点水法"的，也可以选择"五点支撑法"或其他适合自己的方法。

❷ 锻炼应循序渐进，每天逐渐增加锻炼量。

❸ 锻炼时不要突然用力过猛，以免扭伤或拉伤。

❹ 有条件的，应在康复医生指导下进行锻炼。

饮食原则

饮食上要注意多摄入牛奶、豆类、鱼、海带等含钙丰富的食物及粗纤维蔬菜、水果，保持大便通畅，促进钙质吸收。也可以吃钙、维生素D补充剂。

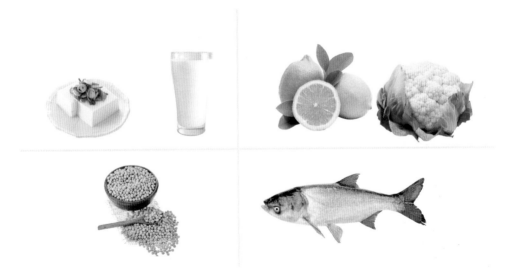

❶ 恢复早期饮食宜清淡，可多吃富有营养又易于消化食物，如粥、面条、鲜榨果汁等。

❷ 中期给予清补食物，如鸡汤、瘦肉、鱼类等，以利养血和营，接筋续骨。

❸ 后期宜药食并补，如杜仲黄芩冰糖煨鸡、枣仁红枣粥等补益气血、肝肾，强壮脊骨。

常见并发症

1. 排尿障碍及泌尿系统感染

胸腰椎压缩性骨折后严格要求卧床，患者因不习惯卧床小便，加上因腰骶部疼痛不敢用力排尿可造成小便困难，甚至尿潴留；骨折损伤脊神经，可能造成排尿障碍。

预防方法

❶ 做好患者思想工作，两病床间用屏风或床帘隔开，解除患者紧张情绪。

❷ 必要时行导尿，期间做好会阴护理并让老年人多饮水，预防泌尿系感染。

2. 压疮

胸腰椎骨折后由于疼痛，患者不敢也不愿翻身，加之需要绝对卧床，腰骶部及双侧肩胛部因长期受压，极易产生压疮。

预防方法

❶ 由照护者协助，至少每2小时进行轴线翻身。

❷ 用红花、酒精按摩骨突和受压部，每天2次。

3. 便秘及腹胀

胸腰椎骨折后，由于腹膜后水肿压力增高，刺激肠系膜交感神经，使胃肠功能减弱，加上老年人本身消化功能较差，加之卧床而出现不同程度的腹胀，易发生便秘。

预防方法

❶ 做好患者思想工作，两病床间用屏风或床帘隔开，解除患者紧张情绪。

❷ 指导患者饮食上多食含纤维的蔬菜、香蕉、蜂蜜等具有通便作用的果蔬和饮品，多饮水可防止大便干燥。

❸ 指导患者每天进行腹部按摩：用掌根部按顺结肠方向由右下腹向上、向左、再向下按推，反复多次，促进肠蠕动。

❹ 腹胀严重可进行腹部热敷、肛管排气，必要时灌肠或服清宁丸、通便口服液、番泻叶代茶饮等，用药后注意观察排便情况。

中医药膳调理

1. 早期

除了局部的肿胀、疼痛，患者还常有腑气不通、纳呆而腹满胀痛，大便秘结，舌苔黄腻，脉弦而有力等症。可以用通腑、逐瘀的药膳、药茶，腑气一通则气血通畅，诸症改善。

2. 中期

局部肿痛消而未尽，功能活动仍然受限，此时患者往往有舌暗红、苔薄白、脉迟缓之症，属瘀阻未尽、筋骨未复，此时除了继续活血化瘀外，应重在养血通络、接骨续筋，促进筋骨愈合。

3. 后期

由于患者长期卧床，常出现腰酸腿软、四肢无力、活动后局部隐隐作痛、舌淡苔白、脉虚细，属肝肾不足、气血两虚，此时宜补益肝肾，调养气血。

药膳、药茶推荐

大黄蜂蜜茶

原料：大黄5克
调料：蜂蜜适量

制作方法：
1.砂锅中注入适量清水烧开，倒入备好的大黄。
2.盖上盖，用中小火煮约15分钟。
3.关火后将汤汁倒入杯中，待稍凉后加入少许蜂蜜调匀即可饮用。

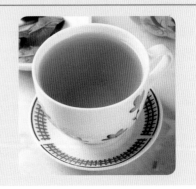

地黄牛膝黑豆粥

原料： 粳米100克，熟黑豆60克，牛膝6克，生地、熟地各8克

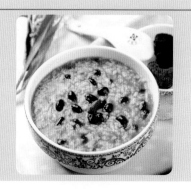

制作方法：

1.备一药袋，装入牛膝、生地、熟地，扎紧袋口。

2.砂锅中注入适量清水，放入药袋，按入水中浸透，用大火煮开后转中火续煮15分钟至药材有效成分析出，取出药袋。

3.放入粳米和提前用高压锅煮熟的黑豆，拌匀。

4.盖上盖，用大火煮开后转小火续煮30分钟即可。

海参干贝虫草煲鸡

原料： 水发海参50克，虫草花40克，鸡肉块60克，高汤适量，蜜枣、干贝、姜片、黄芪、党参各少许

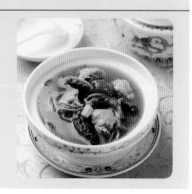

制作方法：

1.锅中注入适量清水，倒入鸡肉块汆去血水，捞出冲洗净，沥干水分。

2.砂锅中倒入适量的高汤烧开，放入洗净切好的水发海参、虫草花。

3.倒入鸡肉块、蜜枣、干贝、姜片、黄芪、党参搅拌匀。

4.盖上锅盖，烧开后转小火煮3小时，盛入碗中即可。

生地炖乌鸡

原料： 乌鸡块270克，生地10克，枸杞子5克，姜片少许
调料： 料酒8毫升，盐3克，鸡粉3克

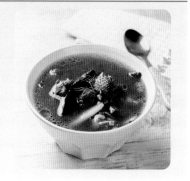

制作方法：

1.锅中注入适量清水，放入斩成小块的乌鸡块，淋入少许料酒，将乌鸡块汆去血水。

2.砂锅中注水烧开，倒入汆过水的乌鸡块，放入生地、姜片，搅拌均匀，淋入少量许料酒。

3.盖上盖，用小火煮约45分钟至食材熟透，加入枸杞子和少许盐、鸡粉，搅拌均匀。

4.用中火略煮片刻至食材入味，装入碗中即可。

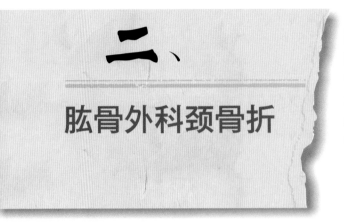

二、肱骨外科颈骨折

肱骨外科颈位于解剖颈下2~3厘米，胸大肌止点以上，此处由松质骨向皮质骨过渡且稍细，是力学薄弱区，骨折较为常见，各种年龄均可发生，老年人较多。肱骨外科颈骨折移位多较严重，局部出血较多，应特别注意。

照护要点和康复运动

1. 照护要点

❶ 整复固定后，要抬高患侧上肢，注意观察有无肿胀、青紫、麻木、剧痛等情况，及时报告给医生处理。

❷ 经常检查外固定的情况，必要时调整夹板的松紧度。

❸ 有手术切口的，注意观察伤口有无渗血和末梢血液循环情况，手部是否肿胀等。

❹ 术后伤口疼痛，可遵医嘱使用止痛药。

❺ 无论是三角巾悬吊还是外固定，只要患者身体情况允许，都应该积极下床活动。

❻ 不能离床的患者，白天可将床头抬高30°~45°。

❼ 平卧位时，在患侧旁边放一个软枕，以免患肢下垂。

❽ 外展型骨折禁忌患肩外展，内收型骨折禁忌患肩内收。

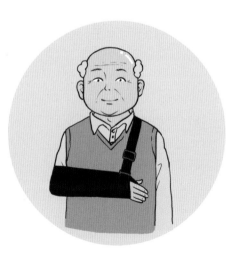

2. 握拳锻炼

固定期间，鼓励患者做手指的握拳、伸指练习。

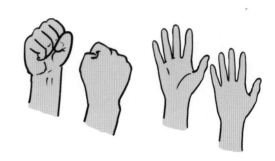

3. 肩关节活动

因为肱骨外科颈骨折处临近肩关节，外伤和手术后易发生粘连，使肩关节活动受限，因此早期的功能锻炼非常重要。

伤后2~3周，当疼痛、肿胀减轻后，可以练习肩部的前屈、后伸动作；还可以用健侧手托住患肢前臂做耸肩、肩关节外旋和内旋练习。活动范围以患侧肩膀不疼痛为度。

4~6周后解除外固定，可以逐渐开始锻炼肩关节，方法如下：

① **肩关节环转运动**

患者弯腰，健肢手扶椅背，患肢放松，下垂，做前后摆动练习，幅度可逐渐加大，做30~50次。

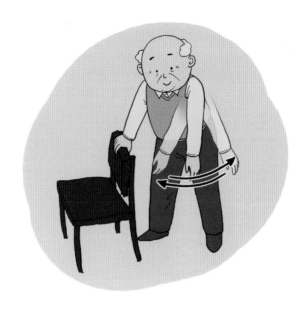

肩梯练习或爬墙练习

面朝肩梯或墙壁，肩关节上举至最高的位置，停留5~10秒后缓慢放下。1天做2组，每组10~30次。

③ 利用身体重量进行被动伸展

患者坐、跪或站立，双手向后伸直且掌心向上，照护者双手抓住患者两手腕，双臂向上抬。

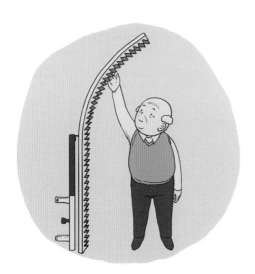

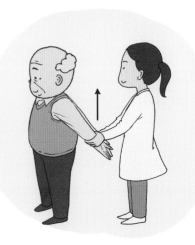

④ 高滑轮练习

患者左右手各握一环，交换各种体位（正位、侧位、背靠位），以健肢带动患肢来回运动。1天做2组，每组30次。

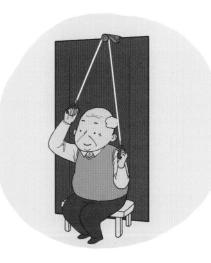

4. 肌力训练

骨折愈合后，除了指导和督促患者在日常生活中多用患肢，如端碗、夹菜、刷牙、系裤带等，还要适当进行肌肉力量的训练来锻炼患肢功能，逐步达到生活自理。

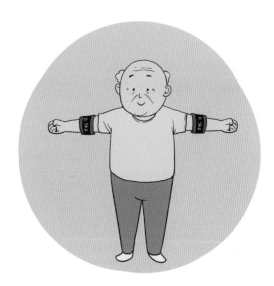

① 三角肌静力力量训练

患者站立，双臂平举，肘上负重（沙袋0.5千克）

② 肩关节外展、内收

橡皮条训练带的一端固定在比较牢固的地方。手握住训练带的另一端，然后向自己的方向拉。保持肘关节伸直并且避免倾斜。维持几秒再慢慢回到起始位置。

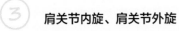

③ 肩关节内旋、肩关节外旋

橡皮条训练带的一端固定在比较牢固的地方。手握住训练带的另一端，注意前臂平行于地面，肘关节贴着身体，腕关节伸直。

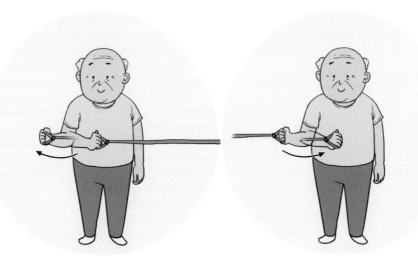

④ 肩关节前屈上举、后伸

橡皮条训练带的一端固定在比较牢固的地方，手握住训练带的另一端，伸直胳膊并向后拉。保持肘关节伸直，维持几秒再慢慢回到起始位置。

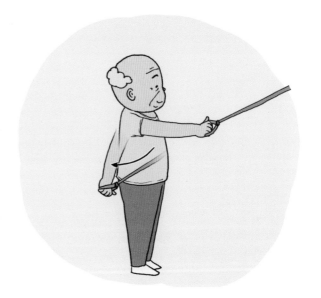

饮食原则

　　老年人新陈代谢速度降低，又有骨质疏松的生理特点，因此骨折后康复过程延长。骨折后要提供充足的热量和优质蛋白质（瘦肉、鱼类、蛋类、乳制品等）、丰富的维生素等营养。牛奶中富含钙、磷、钾等，其中钙易于吸收，是骨折老年人最好的饮品，能增强体质，促进骨折处的愈合。

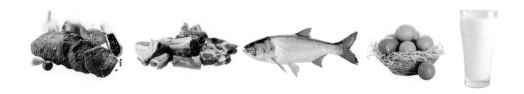

常见并发症

1. 不舒适

　　使用外固定后，如果患者感到明显的不适，如疼痛、肿胀、麻木等，要告知医生，及时处理。

2. 关节僵直

　　肩关节创伤和术后患肢未能及早进行功能锻炼，关节周围粘连是引起关节僵直的主要原因。尽早开始功能锻炼，有助于预防和减轻关节僵直。

3. 神经血管损伤

　　因腋神经紧靠肱骨外科颈内侧进入三角肌内，臂丛神经、腋动脉、腋静脉经过腋窝，当骨折端出现严重位移时可损伤这些血管和神经，造成三角肌肌力减弱，上肢麻木无力。

4. 肿胀

❶ 损伤早期（受伤后3~5天）可以局部冷敷，减少渗出。

❷ 5天后，可以热敷，促进水肿、血肿的吸收。

❸ 患侧上肢肿胀、伴有血液循环障碍的表现时，要检查外固定是否过紧，必要时拆开固定物，解除压迫。

中医药膳调理

1. 早期

患肢瘀肿、疼痛较重，症属骨断筋伤、气滞血瘀，宜活血祛瘀、消肿止痛。可内服和营止痛汤、活血止痛汤，若瘀肿较重可加三七、白茅根等。

2. 中期

瘀肿消而未尽，骨尚未连接，宜和营生新、接骨续损。

3. 后期

老年患者气血虚弱、血不荣筋，易导致肌肉萎缩、关节不利，宜接骨续筋、养气、补肝肾、壮筋骨、舒经活络、通利关节。

药膳、药茶推荐

川芎当归鸡

原料： 鸡腿150克，熟地25克，当归15克，川芎5克，白芍10克，姜片少许

调料： 盐2克，鸡粉2克，料酒10毫升

制作方法：

1. 将洗净的鸡腿斩成小块，放入锅中加适量清水、少许料酒煮沸，将鸡腿块汆去血水，捞出沥干。
2. 砂锅中注入适量清水烧开，倒入药材、姜片、鸡腿块，加入少许料酒，搅拌均匀。
3. 盖上盖子，烧开后用小火煮40分钟。
4. 放入少许盐、鸡粉，搅拌均匀，略煮片刻，盛入碗中即可。

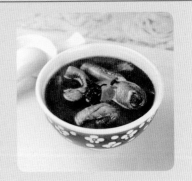

四物乌鸡汤

原料： 乌鸡肉200克，红枣8克，熟地、当归、白芍、川芎各5克
调料： 盐、鸡粉各2克，料酒少许

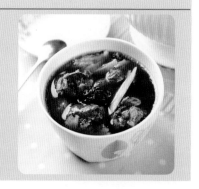

制作方法：

1.沸水锅中倒入斩好的乌鸡肉，淋入料酒，汆去血水，撇去浮沫，捞出乌鸡肉待用。

2.砂锅中注入适量清水，倒入熟地、当归、白芍、川芎、红枣、乌鸡肉，拌匀。

3.盖上盖，用大火煮开后转小火续煮1小时至食材熟透。

4.加入盐、鸡粉，拌匀，将煮好的乌鸡肉和汤盛出。

小米芝麻糊

原料： 水发小米80克，黑芝麻40克
调料： 白糖适量

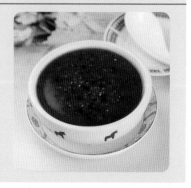

制作方法：

1.将备好的小米、黑芝麻倒入豆浆机中，注入适量清水至水位线。

2.盖上豆浆机机头，选择"开始"键，开始打浆，待豆浆机运转约20分钟。

3.将豆浆机断电，取下机头。

4.把煮好的小米芝麻糊倒入碗中，按口味加入白糖搅匀即可。

猪血参芪粥

原料： 猪血200克，黄芪、党参各15克，红枣10克，水发大米80克
调料： 盐2克，鸡粉3克，芝麻油少许

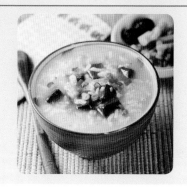

制作方法：

1.猪血洗净，切成小块。

2.砂锅中注入适量清水，倒入黄芪、红枣、党参，用小火煮约20分钟。

3.捞出药材，倒入洗好的水发大米，搅拌匀，煮30分钟。

4.倒入猪血，加入少许鸡粉、盐，淋入少许芝麻油，拌匀，盛入碗中即可。

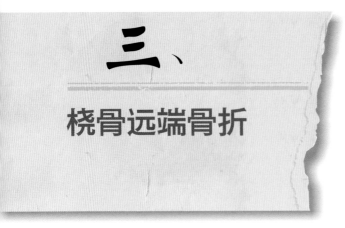

三、
桡骨远端骨折

骨折发生在桡骨远端2~3厘米范围内，常伴有桡腕关节及下尺桡关节的损坏。腕部肿胀，压痛明显，手和腕部活动受限。

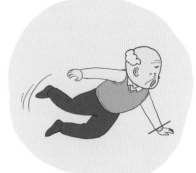

照护要点和康复运动

1. 照护要点

❶ 骨折经过整复固定后，不可随意移动和拆下外固定。夹板和石膏固定要松紧适宜，过紧会影响患肢血液循环，过松则起不到固定作用。特别是肿胀消退后，应随时进行调整。

❷ 用石膏或夹板固定的老年人，卧床时应用软枕将患肢垫高，以减轻肿胀。

❸ 离床活动时，用三角巾将患肢悬挂于胸前，患肢不要下垂或随步行而摆动，以免造成骨折再移位。

❹ 密切观察患肢的血液循环情况，如果出现手腕部肿胀、疼痛明显，手指感觉麻木，皮肤颜色青紫，皮肤温度降低等情况，应立刻联系医生处理。

❺ 骨折整复固定后，立即鼓励患者进行指间关节、掌指关节的屈伸活动和肩、肘关节活动，防止肌腱粘连和肌萎缩。照护者要帮助患者克服对锻炼所致的疼痛的恐惧感和顾虑。

❻ 患侧有水肿及疼痛，可以抬高患肢，适当冰敷，将手举过头顶并做各种握拳动作。动作轻柔有控制，以不引起明显疼痛为度，视情况逐日增加动作幅度及用力程度，循序渐进。

❼ 骨折康复中期要继续坚持手指抓握锻炼、手指的灵活性锻炼及前臂旋转功能练习，内旋40°，外旋30°左右，逐渐加大幅度，同时行肘关节伸屈活动。

❽ 骨折愈合后，应及早去除外固定，配合理疗、中药熏蒸，全面恢复肌肉和关节功能，防止发生功能障碍。

2.手部关节主动运动

伤后2~3天，需要开始手指屈伸，并逐渐增加运动幅度及用力程度。

如果没有石膏固定，可做肘关节屈伸活动，角度由小到大，加大活动范围。同时加强肩关节、肘关节活动度及肌肉力量练习和手指内在肌练习（包括分指、并指、对指、对掌）。

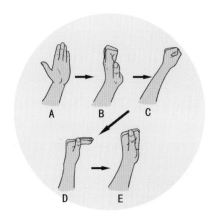

3.腕关节活动度练习

1 腕掌屈

将患侧前臂放于桌面固定，手心朝下，健侧手握住患侧手背并施力，被动向下压手腕过程中患侧手指放松。缓慢用力至动作极限处保持10秒（10次/组，2组/天）。

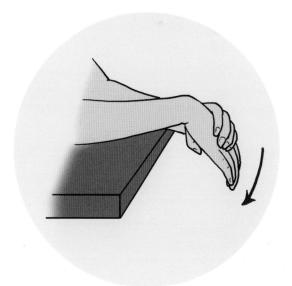

② 手腕背屈

将患侧前臂放于桌面固定，手心朝下，健侧手握住患侧手背并施力，被动向下压手腕，过程中患侧手指放松。缓慢用力至动作极限处保持10秒（10次/组，2组/天）。

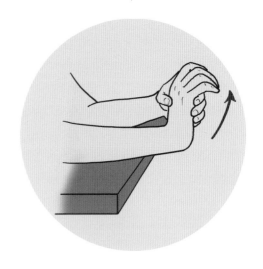

③ 腕桡侧偏

手臂放置于桌面并将手悬出桌面之外，手心向内侧。手指并拢，缓慢用力将手向上偏到动作极限处，保持10秒（10次/组，2组/天）。

④ 腕尺侧偏

手臂放置于桌面并将手悬出桌面之外，手心向内侧。手指并拢，缓慢用力将手向下偏到动作极限处，保持10秒（10次/组，2组/天）。

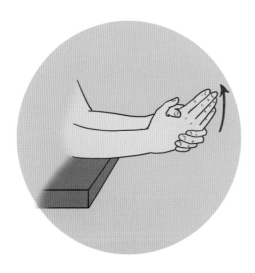

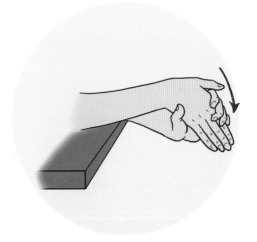

4.轻度功能性活动练习

做腕关节屈伸、旋转及铅笔旋转、
写字、小物品的操控（精细活动）、拧
毛巾、开启瓶盖等日常活动训练。

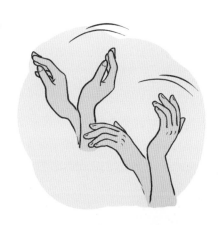

饮食原则

宜给予高蛋白、高热量、含丰富的钙质和维生素D的易消化饮食，嘱老年人多饮水，
多吃新鲜蔬菜、水果。骨折早期饮食宜清淡、富营养、易消化，忌食肥甘、煎炸食物，骨
折中、后期宜选补益气血的食物。长期卧床患者鼓励多饮水和食富含纤维素的蔬菜和水
果，预防便秘。

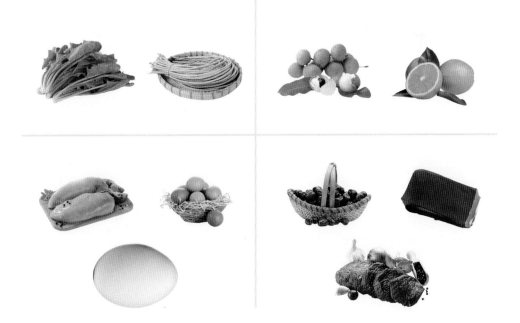

并发症的防治与护理

1. 皮肤损伤

由于前臂远端皮下软组织和脂肪较薄，并存在骨骼凸起，如果外固定不妥，最易使皮肤及皮下软组织受到压伤（压疮），甚至感染。

2. 腕部神经损伤

腕关节周围的正中神经、桡神经浅支损伤较为常见，常引起剧烈的疼痛、支配区感觉迟钝、鱼际肌肉萎缩、拇指外展功能受限等。

3. 肌腱并发症

最常见的是肌腱间及肌腱周围粘连。肌腱间粘连表现为某个手指的运动单独受限，或前臂远端有定位不清的疼痛感；肌腱周围粘连会导致手指或腕部动作明显丧失。注意合适的外固定、及早消除水肿与早期的手指活动，有助于预防此类并发症。

4. 肩手综合征

多见于老年人，由于长期用颈腕带或石膏固定、手术后疼痛，或患者担心运动会使骨折移位，而未进行充分的康复锻炼，引起肩关节和手部僵硬，活动明显受限。在骨折的治疗过程中，应先向老年人讲明伤情，鼓励老年人在医生指导下尽早开始关节和肌肉的功能训练。

5. 反射性交感神经营养不良

桡骨远端骨折后，由于长期限制活动、缺乏主动活动、痛觉过敏等多种原因，可造成反射性交感神经营养不良，又称为创伤性骨萎缩。

早期表现患侧手感觉过敏、疼痛、肿胀，收治皮肤色暗、多汗、皮肤温度较低，但关节活动不受限。

继续发展，则皮肤变硬、发亮、颜色青紫，疼痛感加重，尤其运动时尤为明显，关节出现固定挛缩，韧带及掌腱膜增厚。

晚期，皮肤变薄、变干、冰凉、颜色苍白、感觉减退，疼痛感扩散，手部各关节僵硬。

中医药膳调理

1. 早期

伤后1~2周，宜活血祛瘀、行气消肿止痛，兼以清热凉血。

2. 中期

伤后2~4周，骨折处疼痛减轻、消失，肿胀消退，一般软组织损伤已修复，骨折断端初步稳定，原始骨痂已开始逐步形成，虽仍有瘀血未尽，但不宜再使用活血祛瘀、攻下之法，否则易伤正气。骨折中期，血气未畅，筋膜粘连，或兼风湿，筋络挛缩、强直，关节屈伸不利者，宜用有活血行气、疏通经络的药材、食材。

3. 后期

宜调养气血、强壮筋骨、补益肝肾，可内服补肾壮筋汤、八珍汤等。

药膳、药茶推荐

川芎当归山药鸡汤

原料：鸡半只，山药100克，川芎5克，当归8克，枸杞子少许
调料：盐、鸡粉各2克

制作方法：

1.将山药洗净、去皮，切滚刀块；鸡斩成块。
2.锅中注入适量清水，放入鸡块，汆煮去除血渍，捞出待用。
3.砂锅中注入适量清水烧开，放入鸡块、川芎、当归、山药、枸杞子。
4盖上盖，烧开后转小火煲煮约45分钟，加入盐、鸡粉，搅匀再煮一会，盛在碗中即可。

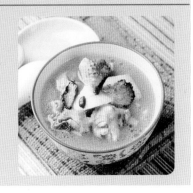

枸杞子拌菠菜

原料： 菠菜230克，枸杞子20克，蒜末少许
调料： 盐2克，鸡粉2克，蚝油10克，芝麻油3毫升，食用油适量

制作方法：

1.择洗干净的菠菜切去根部，再切成段，备用。
2.锅中注水烧开，淋入少许食用油，倒入枸杞子和菠菜段焯煮至断生，捞出倒入碗中。
3.放入蒜末、枸杞子，加适量盐、鸡粉、蚝油、芝麻油。
4.搅拌至食材入味，装入盘中即可。

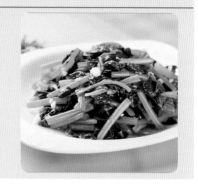

牛膝鳝鱼汤

原料： 鳝鱼200克，牛膝15克，党参10克，姜片20克
调料： 盐2克，鸡粉2克，胡椒粉少许，料酒适量

制作方法：

1.鳝鱼处理干净，切成段备用。
2.锅中注入适量清水烧开，倒入鳝鱼段，煮沸汆去血水，捞出待用。
3.砂锅中注入适量清水烧开，倒入药材，盖上盖，用小火煮15分钟至药性析出。
4.倒入鳝鱼段、姜片，淋入适量料酒，小火再炖20分钟，加入盐、鸡粉和少许胡椒粉，拌匀调味即可。

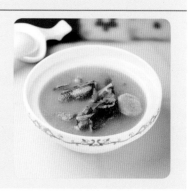

八珍汤

原料： 高丽参、当归、川芎、白芍、熟地、白术、茯苓、炙甘草各适量，排骨300克，姜片适量
调料： 盐2克

制作方法：

1.将所有药材分别洗净，一并装入隔渣袋，收紧袋口。
2.锅中注入适量的清水，倒入排骨，大火烧开将排骨汆煮去除血水杂质，捞出待用。
3.砂锅中注水，倒入排骨、姜片和药包，盖上锅盖，开大火煮开后转小火炖2小时。
4.加入少许盐，搅匀调味，盛入碗中即可食用。

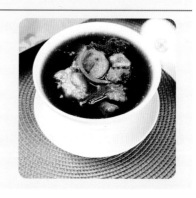

四、
股骨颈骨折、
股骨转子间骨折

老年人骨质疏松、骨强度下降，加上髋周肌群退变，反应迟钝，因此不需要多大的暴力，如平地滑倒、由床上跌下或下肢突然扭转，甚至在无明显外伤的情况下都可以发生股骨骨折。老年人跌倒后诉髋部疼痛，不敢站立和走路，应想到股骨颈骨折和股骨转子间骨折的可能。

照护要点和康复运动

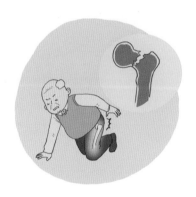 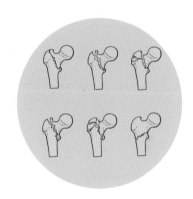

1. 照护要点

❶ 手术后的1~2天，患者要保持仰卧位，患肢外展30°中立位，穿丁字鞋或在两腿之间放外展支架，避免错误的屈曲、内旋动作。

❷ 术后第二天可半靠着坐起，避免患肢内收、外旋及髋关节脱位。

❸ 告诉老年人并监督其保持患肢的外展中立位（外展30°，足尖向上，髋关节、膝关节各屈曲30°），双上肢和健侧下肢都可随意变换体位。

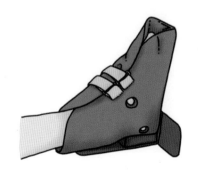

❹ 注意1周内避免内收、内旋、屈髋<90°，患肢保持无负重，并注意膝关节的活动度。

❺ 术后7~14天，可以进行直腿抬高的动作，伸直膝关节，绷紧大腿前方肌肉并抬高下肢，保持数一段时间再缓缓放下，反复练习。

❻ 在照护者的辅助下，老年人可以练习用健侧双手的力量将患腿移至床边，自然下垂，再由坐到站，持双拐开始行走训练。如无痛感，患腿可部分负重（小于1/4体重），照护者要注意保护老年人，绝对避免摔倒。

❼ 出院后要加强患肢的负重能力，提高老年人的日常生活自理能力。

❽ 如骨折愈合良好，力求在4周左右膝关节屈曲达120°，髋关节屈曲接近90°。

❾ 在骨折愈合程度允许的前提下，随骨折愈合的牢固程度，负重由1/4体重→1/3体重→1/2体重→2/3体重→4/5体重→100%体重逐渐过渡。可在平板健康称上让患腿负重，以明确部分体重负重的感觉。

❿ 争取术后第二个月可以使用单拐，第三个月可以弃拐或用助行器行走。能完成日常穿脱衣物等动作。

⓫ 坚持功能康复训练。

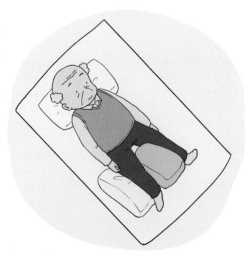

2. 踝关节屈伸

麻醉消退后开始活动足趾及踝关节，如可能，即开始踝关节屈伸活动。

通过这种小腿肌肉的收缩与舒张的挤压作用，来促进血液循环和淋巴回流。此运动对预防肿胀、深静脉血栓，促进患肢的血液循环有很大帮助。

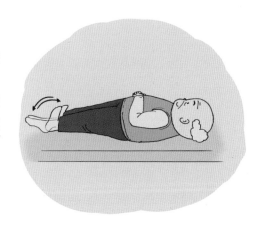

3. 股四头肌等长收缩练习

术后3~6天，开始进行股四头肌和
腘肌的等长收缩练习。膝盖下垫一个卷
起的小毛巾，腿伸直，膝盖下压，使大
腿前侧肌肉做绷紧及放松运动。保持
5~10秒，应在不增加疼痛的前提下尽可
能多做，直到肌肉有疲劳感，最好每天
做300次以上。

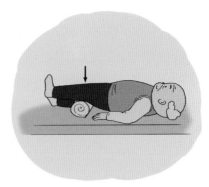

4. 腘肌等长收缩练习

患腿小腿下垫枕头，用力下压，使
大腿后侧肌肉绷紧及放松。保持5~10
秒，应在不增加疼痛的前提下尽可能多
做，直到肌肉有疲劳感，最好每天做
300次以上。

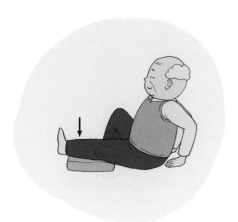

5. 直腿抬高练习

术后7~14天，可以进行直腿抬高
的动作，伸直膝关节，绷紧大腿前方肌
肉并抬高下肢，保持一段时间再缓缓放
下，反复练习。

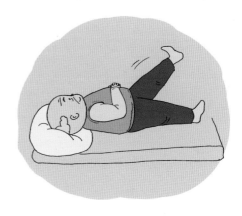

6. 主动关节屈伸练习

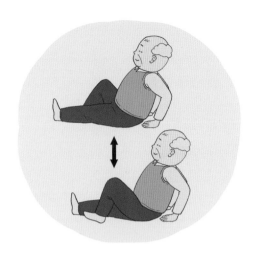

术后7~14天，在无或微痛及骨折稳定的前提下，可以开始加强活动度及肌力练习。注意保持半坐位（即半躺半坐），足不离开床面。缓慢、用力，最大限度屈膝屈髋，保持10秒后缓慢伸直。每组10~20次，每天做1~2组。

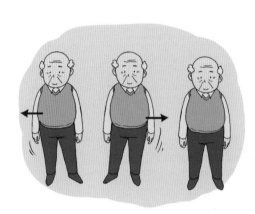

7. 自重平衡练习

在照护者的保护下，老年人双足分离，在微痛范围内左右交替移动重心，逐渐至可达到患侧单腿完全负重站立。每次5分钟，每天2次。

8. 提踵练习

X线摄片有大量骨痂生长，骨折线模糊后方可完全负重。患肢能够完全负重站立时，开始做提踵练习、半蹲起立练习。让老年人扶椅背，抬高脚跟，做踮脚动作，再做半蹲起立动作。这种练习能增加负重肌的肌肉力量。

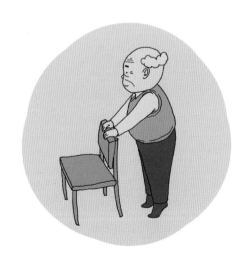

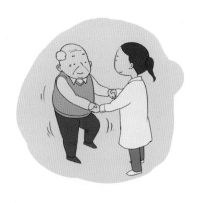

*9.*不负重行走

术后4周或根据老年人的恢复情况，开始下地不负重行走，初始行走不宜过快，步幅要小，每次5~10分钟，每天练习2次，以后根据情况逐渐增加行走次数，延长行走时间。

并发症的防治与护理

股骨颈骨折、股骨转子间骨折术后易引起各种并发症，如股骨头坏死、肺部感染、深静脉血栓、肌肉萎缩、关节僵硬等。康复介入时间越早，功能恢复越好，越能牵伸关节囊及韧带，改善关节的血液循环，促进关节内滑液分泌与循环，促进血肿与渗液吸收，从而预防和减轻失用性关节挛缩、关节软骨萎缩变性、关节腔狭窄、关节粘连和血栓形成。

中医药膳调理

对于骨折术后康复来说，虽骨折连续性得以恢复，但仍肿胀、疼痛，以活血化瘀、消肿止痛治疗，瘀凝气滞，肿痛尚未尽除，断骨已正，骨折未愈，故仍以活血化瘀、和营生新、接骨续筋为主。后期瘀肿已消但筋骨未坚，功能尚未恢复，应以强筋壮骨，补益气血、肝肾脾胃为主。

气虚血瘀证的患者，伤后2周内，外伤后经络受损，血溢脉外，瘀于浅筋膜，阻塞气血，气滞血瘀，局部压痛，舌质淡，苔薄白，脉弦。宜用益气、活血的药材、食材及补气助阳的药物，如黄芪、人参、白术、甘草等，膳食上可以适当进食如参芪炖鸡汤，还可服用四君子汤，调理脾胃气虚。

瘀血凝滞证的患者，伤后2~4周，仍有瘀凝气滞，肿痛尚未尽除，断骨已正，骨折未愈，伤处疼痛拒按，按则加剧，功能活动障碍。宜活血通脉，可用三七、丹参、乳香、枳壳、牛膝等。由于年老体弱、肝肾不足的老年人伤后4周以上若骨折愈合迟缓，还会出现头晕耳鸣、腰膝酸软、两目干涩、视物模糊、五心烦热、舌红苔薄、脉细数，需补益肝肾。可在膳食中加入如杜仲、桑寄生等药材，熬制有营养的养生汤。

五、

髌骨骨折

髌骨骨折是较常见的损伤，表现为髌骨局部肿胀、疼痛、膝关节不能自主伸直，常有皮下瘀斑以及膝部皮肤擦伤，活动时膝关节剧痛，有时可感觉到骨擦感。有移位的骨折，可触及骨折线间隙。

照护要点和康复运动

1. 照护要点

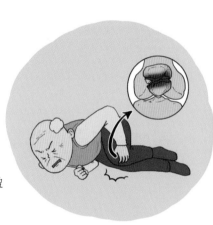

❶搬运患者时要注意保护支具，让患肢抬高，以利于血液循环，防止患肢肿胀。

❷要密切观察患肢的血液循环、皮肤温度、神经感觉情况、踝及足趾的活动、末梢循环的充盈度、伤口有无渗血和患肢足背动脉搏动情况。

❸患者麻醉过后即开始进行踝泵练习，防止静脉炎的发生。

❹对于膝部的疼痛，需要区分是术后切口疼痛还是术后敷料包扎过紧引起的疼痛。若术后切口疼痛可根据医嘱给予止痛剂；如果是术后肿胀导致绷带包扎过紧的疼痛，给予止痛剂往往疗效不好，此时检查术区可感紧张，张力过高，必须立即松解绷带，观察肢体的血液循环，很多患者松解绷带后疼痛迅速缓解，不需要用止痛药。术后第一次下床时，医护人员和照护者要给予帮助和指导。

❺如厕时要将患肢抬高垫于脚凳上，高度与髋关节成90°，以确保患者在排便时的体位舒适。

❻术后4周以内，可以拄拐行走，患肢避免负重，同时根据恢复情况进行康复训练。

❼使用温水泡脚，有助于促进下肢血液循环，预防血栓生成等并发症。

2.踝泵练习

用力、缓慢、尽可能大范围地活动足踝，对于促进循环、消除小腿肿胀、防止深静脉血栓有很重要的意义，应该从术后3天就开始练习。具体方法为：躺着或者坐在床上不用动，大腿放松，然后缓慢、用力地在没有疼痛或者只有微微疼痛的限度之内，尽最大角度地勾脚尖(向上勾脚，让脚尖朝向自己)之后再向下踩(让脚尖向下)，在最大位置保持10秒左右；腿不转动，保持中立位，脚向左偏、向右偏。

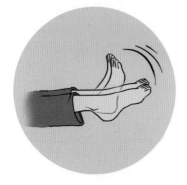
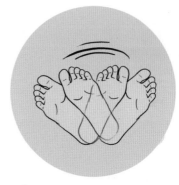

3.股四头肌等长收缩练习

术后3~6天，疼痛减轻后开始进行股四头肌的等长收缩练习。膝盖下垫一个卷起的小毛巾，腿伸直，膝盖下压，使大腿前侧肌肉做绷紧及放松运动，保持5~10秒。应在不增加疼痛的前提下尽可能多做，直到肌肉有疲劳感，最好每天300次以上。

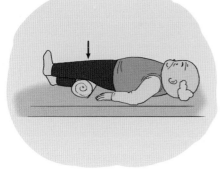

4.腘肌等长收缩练习

患腿小腿下垫枕头，用力下压，使大腿后侧肌肉绷紧及放松，保持5~10秒。应在不增加疼痛的前提下尽可能多做，直到肌肉有疲劳感，最好每天300次以上。

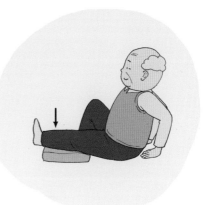

5. 膝关节屈伸练习

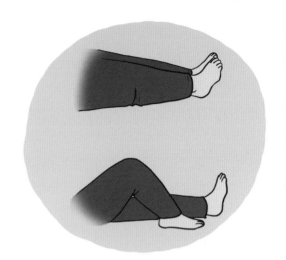

拆线或去除固定石膏后，应当开始屈伸膝练习。两腿平放，患肢屈膝，每次重复练习动作10分钟左右，每天练习2~3次。

6. 抗阻伸膝练习

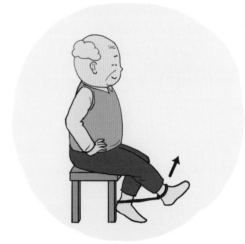

老年人坐在椅子上，双脚离地，弹力绳一端绑在椅子上，另一端绑在患肢脚踝上。阻力可以来自弹力绳（或者弹力带）和沙袋。刚开始练习时不要增加阻力，让小腿在克服自身重量的情况下抬起。以后慢慢可以增加阻力。

7. 抗阻屈膝练习

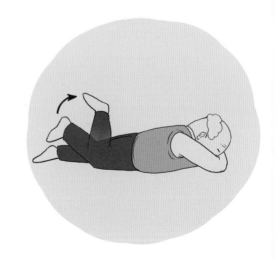

患者俯卧勾腿，用弹力绳绑在患肢的脚踝处，朝头部方向屈膝。

8. 静蹲练习

静蹲练习不仅增加股四头肌的力量，让膝关节更稳定，还可以增加关节液，让关节活动起来更灵活、更舒服。不仅髌骨骨折的人可以练习，对于其他下肢受损伤的人也是很好的锻炼。即便以后完全康复了，这个动作也可以坚持做。靠到墙上，然后臀部下滑，至与墙90°时保持2分钟。一般建议1天做1~2组，每组8次。

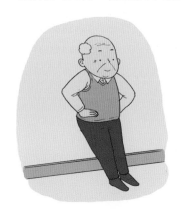 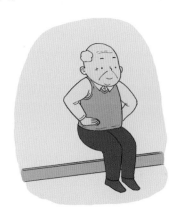

饮食原则

1.宜选用富含钙的中药材和食材，如猪骨、紫菜、海带、发菜、黑木耳、黑芝麻、牛奶、虾、螃蟹、青菜、石膏、珍珠、龙骨、牡蛎、钟乳石、花蕊石、海浮石、鹅管石、紫石英等。

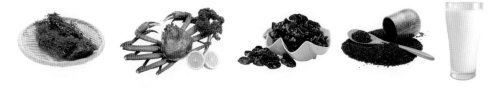

2.适量食用具有补充维生素D的中药材和食材，如鸡蛋、鸡肝、鱼肝油、沙丁鱼、鳜鱼、青鱼、鸡蛋、薏米、山楂、鲑鱼、黑芝麻、核桃等。

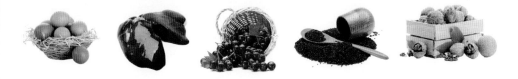

3.宜多食用膳食纤维含量高的食物，如蔬菜类、水果类，促进胃肠蠕动，预防便秘。

并发症的防治与护理

1. 股四头肌萎缩或肌力减退

主要表现为老年人上楼梯或下坡时感觉患肢力量弱，或有酸痛感，行走不便。经过积极的功能锻炼，配合按摩治疗，大部分可以恢复正常的肌肉力量。

2. 创伤性关节炎

由于骨折整复对位不良或髌骨切除，可能引起创伤性关节炎。防治的关键是正确处理膝关节功能锻炼和休息制动的关系，既要积极进行股四头肌的功能锻炼，又要注意患肢的休息，避免劳损。

中医药膳调理

髌骨骨折恢复期，可适当用药膳帮助祛瘀消肿，通利关节和强筋壮骨。具体应按不同病程辨证用药。

1. 血瘀气滞证

骨折早期，筋骨断裂，瘀肿非常明显，关节内有大量积血，皮下瘀血，局部疼痛、压痛，舌质多青紫，脉多弦涩。因此宜用活血祛瘀、消肿止痛的药物与食物，如桃红四物汤，适当加薏米、车前子、泽泻等利水渗湿药。

药膳、药茶推荐

红花活血茶

原料：红花15克
调料：冰糖20克

制作方法：

1. 将红花放入盛水的碗中，搅拌片刻，清洗掉杂质，用小滤网捞出。
2. 取电茶壶，加清水至0.4升水位线，倒入红花，开始煮茶。
3. 加热8分钟，煮至红花析出有效成分，放入冰糖，搅拌煮至溶化。
4. 将茶水倒入杯中即可饮用。

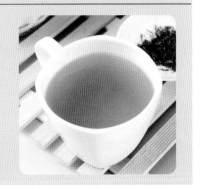

2. 瘀凝筋膜证

损伤日久，肿胀消退，但瘀血残留于腠理、筋膜、关节等处，筋膜粘连，关节屈伸不利，因此宜活血舒筋、通利关节。解除固定后可以用中药如海桐皮汤等。

薏米桑枝水蛇汤

原料：桑枝、薏米各20克，水蛇500克，红枣、干姜各10克
调料：盐5克

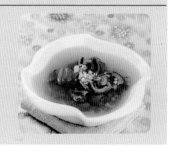

制作方法：

1.桑枝、薏米、红枣、干姜洗净。
2.水蛇去头、皮、内脏，洗净，汆水，切小段。
3.将清水2000毫升放入瓦煲内，煮沸后加入全部原料。
4.大火煲开后，改用小火煲3小时，加盐调味即可。

3. 肝肾不足证

老年人往往肝肾不足，骨折后期，断骨虽然已经愈合但仍不坚固，筋脉疲软，行走无力。宜补益肝肾、强筋壮骨。

巴戟天排骨汤

原料：巴戟天、杜仲、续断、核桃仁、黄芪、小香菇各适量，排骨200克
调料：盐2克

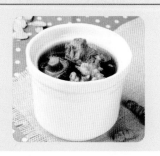

制作方法：

1.将巴戟天、杜仲、黄芪、续断装进隔渣袋里。
2.将排骨剁块，放入沸水中汆烫，捞出洗净。
3.锅中注水，放入排骨、核桃仁、药袋、小香菇，以大火煮开，再转小火续炖40分钟。
4.加盐调味，盛出即可食用。

玉米板栗红枣枸杞子鸡汤

原料：鸡肉170克，玉米块70克，板栗仁85克，红枣50克，枸杞子10克
调料：盐、鸡粉各2克

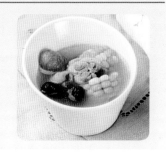

制作方法：

1.将鸡肉斩成块，放入锅中加适量清水，大火烧开，将鸡肉汆去血水后捞出，冲净。
2.锅中注入适量清水烧开，倒入汆煮好的鸡肉块、玉米块、板栗仁、枸杞子、红枣，拌匀。
3.加盖，烧开后转小火煮约90分钟。
4.加入盐、鸡粉，煮片刻至入味，盛入碗中即可。

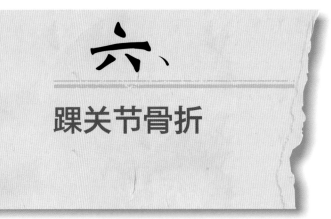

六、

踝关节骨折

踝关节外伤后踝部疼痛、肿胀，皮下会出现瘀斑、青紫，不敢活动踝关节，不能行走。踝关节骨折后无论手术或非手术治疗，都要固定制动保护，患者脚踝经过4~6周的固定，如果未进行合理的康复运动，大多会出现僵硬、粘连、屈伸受限，对患者生活影响很大。所以在医生指导下及早开始康复运动非常重要。

照护要点与康复运动

1. 骨折早期（0~2周）进行等长收缩运动

❶手术后1~3天可以用力、缓慢、尽可能大范围地活动足趾，但绝对不可以引起踝关节的活动；5分钟/组，1组/时。开始直抬腿练习，包括侧抬腿和后抬腿，避免肌肉过度萎缩无力；30次/组，组间休息30秒，每次4~6组。1天训练2~3次。

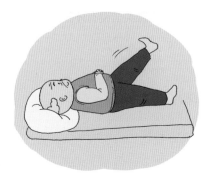

❷术后1周进行膝关节的弯曲和伸直练习，15~20分钟/次，每天1次即可。

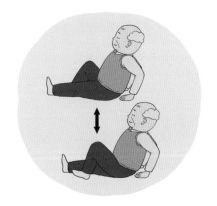

❸大腿肌肉练习，包括抗阻伸膝和抗阻屈膝，练习大腿的肌肉力量；20次/组，组间休息60秒，2~4组/天。

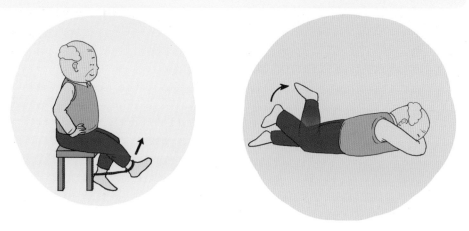

2.骨折中期（术后2周）

如果患者踝关节没有外固定（石膏等），即可以开始下述练习，如果配戴外固定，要经医生检查，去石膏或支具后练习踝关节的活动，练习后继续配戴石膏或支具。

❶主动活动踝关节，缓慢、用力、最大限度进行踝关节的屈伸和内外翻。但必须无痛或微痛，防止过度牵拉造成不良后果。每次10~15分钟，1天2次。训练前热水泡脚20~30分钟，可以提高组织的延展性，有利于康复训练。

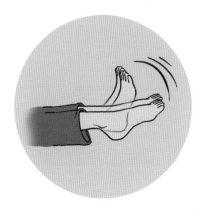
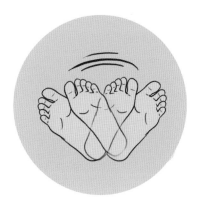

❷逐步开始被动踝关节屈伸练习

患者坐床上，腿伸直，用无弹性的带子套在脚尖处，双手握住带子另外一端用力拉向自己的方向，使踝关节被动上勾。练习中肌肉完全放松，有牵拉感及轻微疼痛处保持5分钟左右。不可收缩肌肉对抗，应完全放松，否则练习将会无效。

❸床边悬吊踝跖屈练习

患者坐床上，腿伸出，将踝关节以下悬空于床边，取沙袋等重物挂在脚尖处。肌肉完全放松，自然下垂。练习中踝关节周围肌肉、关节囊的牵拉感及轻微疼痛为正常，不可收缩肌肉对抗，应完全放松。重量不宜过大，应使患者敢于放松并能持续15~20分钟，有明显牵拉感为宜。一般每天1~2次，1次15~20分钟。

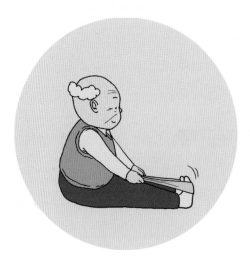
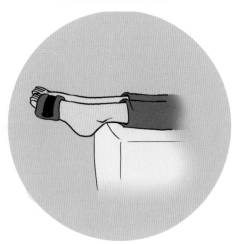

3. 骨折后期（术后4~8周）

根据X线检查结果，由专业医生决定是否开始与下肢负重有关的练习。此期可以拆除石膏或支具固定。

开始踝关节及下肢负重练习，包括前跨步、后跨步、侧跨步。要求动作缓慢、有控制、上身不晃动。20次/组，组间休息30秒，2~4组/次，1天2~3次。

1 前跨步

双脚平行，一腿向前跨步，身体慢慢下降，另一腿膝关节屈曲、不着地，保持一段时间。然后将前腿收回，换另一边。

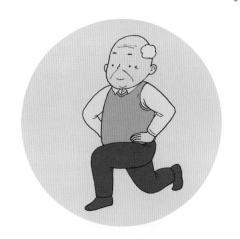

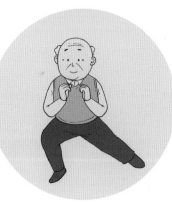

2 侧跨步

一条腿膝盖弯曲，另一条腿伸直，向侧面伸展。侧跨步可以训练大腿内、外侧和臀部外侧肌肉。

3 踝跖主动牵伸

可以训练大腿后侧的肌肉。

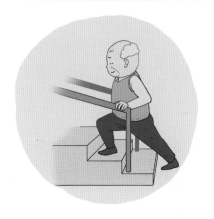

强化踝关节周围肌肉力量，包括抗阻勾脚、抗阻绷脚、抗阻内外翻。30次/组，组间休息30秒，做4~6组，1天2~3次。

4. 术后8周以上

此期骨折愈合尚在生长改建，练习及训练必须循序渐进，不可勉强或盲目冒进。且应强化肌力以保证踝关节在运动中的稳定，并应注意安全，绝对避免再次摔倒。

❶进行静蹲练习，强化踝关节和下肢的各项肌力。2分钟/次，休息5秒，共10分钟，1天2~3次。

❷练习提踵，训练量同上，从双腿过渡到单腿。

❸抬脚前向下练习：要求缓慢、有控制、上体不晃动。20次/组，组间休息30秒，1天2~3次。

❹在照护者保护下练习全蹲，强化踝关节的活动度。注意双腿平均分配力量，尽可能使臀部接触足跟。3~5分钟/次，1~2次/天。

5. 术后12周

❶3个月后可以开始由慢走过渡到快走练习。

❷6个月后开始恢复体力劳动和运动。

饮食原则

1.尽量给予清淡而富含蛋白质、维生素和微量元素的食物，特别要重视协调补充对钙吸收有特殊作用的维生素D以及微量元素锌、碘、磷，以促进骨组织的愈合。手术后的老年人还要注意补充铁和维生素C，促进造血。

2.根据老年人的生理特点，饮食应以补肾益肝、理气养血、扶正固本为主，如猪腰、羊肉、鳝鱼、鸽蛋、鸡蛋、黑豆、牡蛎肉、板栗、核桃仁、芝麻、桑葚、枸杞子、五味子、红枣等。

并发症的防治与护理

1. 关节僵硬

关节僵硬是指正常关节功能（如屈伸、旋转等）发生不同程度的障碍，活动范围减小。骨折手术或固定后，尽早开始循序渐进的康复运动，能有效预防关节僵硬问题。

2. 压疮

骨折后长期卧床的老年人易发生压疮，不仅非常痛苦，而且严重时还会继发感染而危及生命。经常翻身并采取正确的卧位，有助于预防压疮。一旦发生压疮，要避免局部继续受压，增加翻身次数。

3. 坠积性肺炎

坠积性肺炎是骨折卧床的患者的常见并发症。主要表现为发热、咳嗽和咳痰，以咳痰不利、痰液黏稠而导致呛咳为主要特点。病因包括：长时间卧床使得呼吸道分泌物难于咳出，淤积于中小气管，成为细菌的良好培养基，易诱发肺部感染；肺底部长期处于充血、瘀血、水肿状态；胃内容物、呕吐物吸入气道而不能通过咳嗽将异物排出。

长期卧床的患者，应尽量协助翻身活动，鼓励深大呼吸，严禁吸烟，尽量取坐位，拍胸后背亦有利于痰液咳出，能下床活动尽量协助其下床活动。细致的预防性护理可以基本控制坠积性肺炎的发生，对已经确诊的，要积极治疗。

4. 静脉血栓

静脉血栓是由各种原因所致小腿静脉回流压力降低，血液黏度增加，血小板增加和血液凝固性增高。当血管内皮受到轻微损伤时，可产生血小板性血栓而使血管腔闭塞。注意以下的护理要点，有助于预防静脉血栓：

· 进食低脂肪、高纤维、易消化的食物，避免血液黏稠度增高而造成血流瘀滞。
· 保持大便通畅，避免因腹压增高而影响下肢静脉回流。
· 手术后的患者应减少卧床时间，尽早下地活动，切勿整天蜷缩于床上。
· 对于术后24小时不能下床活动的患者，鼓励其做深呼吸，并适当抬高患肢，促进血液回流。
· 协助患者做下肢伸屈运动，改善足、趾与肢体血液循环。

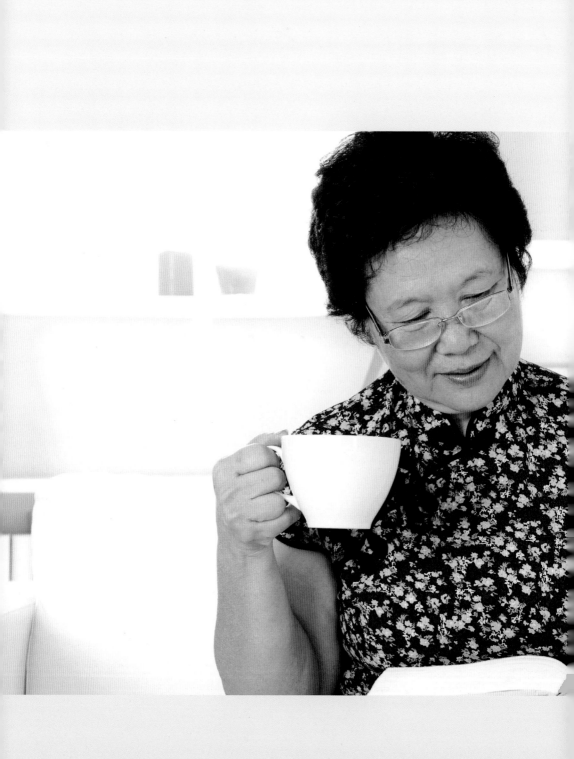

Part 4

颈肩腰背直起来，
健康年轻态——
老年人颈肩腰背疾病
的家庭看护

除了心脑血管，颈肩腰背也是老年人疾病重灾区，颈椎病、肩周炎、网球肘、腰椎间盘突出、腰肌劳损等常见疾病总是折磨着老年人。本章针对这几种常见疾病，提出生活调理要点、中医药膳调理、穴位按摩法以及康复运动，让老年人在家也可以有针对性地进行调养，早日恢复健康或是缓解疾病症状。

一、

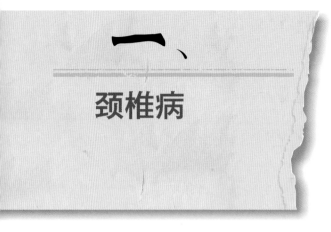

颈椎病

颈椎病多因颈部椎骨、椎间盘及其周围纤维结构损害，致使颈椎间隙变窄，关节囊松弛，内平衡失调。多发在中老年人，男性发病率高于女性。主要临床表现为头、颈、肩、臂、上胸背疼痛或麻木、酸沉、放射性痛、头晕、无力，上肢及手感觉明显减退，部分患者有明显的肌肉萎缩。中医认为本病多因督脉受损，经络闭阻，或气血不足所致。

颈椎病患者日常调理要点

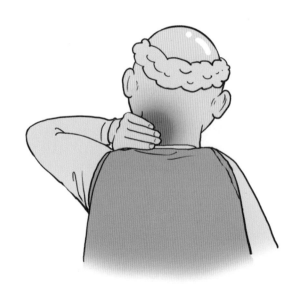

❶平时注意颈部体育锻炼，经常锻炼可缓解颈部疲劳，使肌肉发达，韧度增强。

❷长期伏案工作者，应定时改变头部体位或定时活动颈部以防劳损。

❸注意避免反复落枕；注意颈肩部保暖，避免风寒刺激。

❹纠正头颈的不良体位，合理调整睡枕高度，避免不良睡眠体位、工作体位、生活体位及运动体位。

❺预防颈部外伤，工作或生活中要注意防止颈部的闪、挫伤，并设法避免各种生活意外伤、交通事故及运动损伤。

颈椎病患者饮食原则

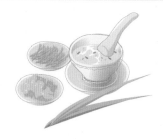

老年颈椎病并非经过一朝一夕的治疗就能完全治好，缓解病症要有一个过程，要根据老年人的具体情况，制定长期适宜的药膳及食疗食谱。

●清淡富有营养

老年颈椎病患者平时要在食疗中配用清淡而富含蛋白质、维生素和微量元素的食物，特别要重视协调补充对钙吸收有特殊作用的维生素D以及微量元素锌、碘、磷，以促进人体骨组织的正常新陈代谢。

●规律饮食、忌辛辣生冷食物

老年人在饮食调理中，要注意维护脾胃功能，餐饮要有规律，切实做到定时适量；尽量避免辛辣、生冷、坚硬、肥腻之物，以免伤及脾胃。

●食养为主

老年颈椎病患者的饮食应以补肾益肝、理气养血、祛风抗邪为主，可供选用配餐的食物与药食兼用的食物有：猪腰、羊肉、鳝鱼、鸽蛋、鸡蛋、鹌鹑蛋、小麦、芹菜、荠菜、黑豆、蚌肉、淡菜、龟肉、鳖肉、牡蛎肉、板栗、葡萄、樱桃、桂圆、荔枝、核桃仁、黑芝麻、白芝麻、桑葚、枸杞子、五味子、红枣、黑木耳、银耳等。

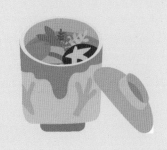

中医药膳调理颈椎病

治疗颈椎病可从疏通颈部的经络，促进血液运行着手，防治疼痛、麻木、颈部结节等症状，常用的中药材有桂枝、桑寄生、川芎、延胡索、钩藤、鸡血藤、骨碎补、田七、红花等；风寒湿邪的侵袭也会加重颈椎病，常用来除湿止痛的中药材有羌活、白芷、藁本、川芎、桂枝、荆芥等。

药膳、药茶推荐

补骨脂猪骨汤

原料： 猪骨170克，莴笋130克，补骨脂10克，姜片、葱段、草果各少许

调料： 盐、鸡粉各2克，料酒4毫升

制作方法：

1. 将去皮洗净的莴笋切滚刀块；猪骨氽水2分钟，捞出沥干水分。
2. 砂锅中注入水烧热，倒入猪骨、补骨脂、姜片、葱段、草果、料酒，大火烧开后用小火煮约1小时。
3. 倒入莴笋，用小火续煮约15分钟。
4. 加鸡粉、盐调味即成。

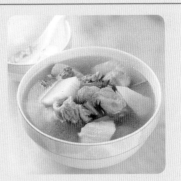

川芎黄芪红枣鸡汤

原料： 川芎、红枣、黄芪、枸杞子、小香菇各适量，土鸡块200克

调料： 盐2克

制作方法：

1. 将川芎、红枣、黄芪和枸杞子、小香菇分别置于清水中清洗干净，泡发待用。
2. 锅中注水烧开，放入洗净的土鸡块，氽去血渍后捞出，待用。
3. 砂锅中注入适量清水，倒入土鸡块、川芎、红枣、黄芪和小香菇，搅散。
4. 盖上盖，大火烧开后转小火煲煮约100分钟，倒入枸杞子，用小火续煮约20分钟。
5. 放入盐调味，略煮一小会儿即可。

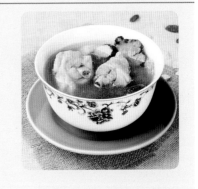

桑寄生炖猪腰

原料： 桑寄生10克，猪腰200克，姜片、葱段各少许
调料： 盐2克，鸡粉2克，料酒7毫升

制作方法：

1.洗净的猪腰对切开，切去白色筋膜，再切成网格花刀，切大块。

2.砂锅中注入适量清水，用大火烧热，倒入桑寄生、姜片、葱段、猪腰、料酒。

3.盖上锅盖，烧开后转小火煮半小时，加入盐、鸡粉调味即可。

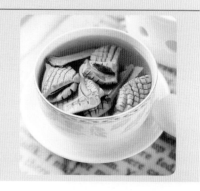

桑寄生麦冬煮鸡蛋

原料： 桑寄生10克，麦冬10克，熟鸡蛋2个，红枣20克
调料： 冰糖30克

制作方法：

1.砂锅注水，倒入桑寄生、红枣、麦冬、鸡蛋搅匀。

2.倒入冰糖，搅拌匀，用大火煮开后转小火续煮1小时。

3.盛出鸡蛋和药汁即可食用。

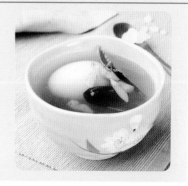

杜仲鸡汤

原料： 鸡肉块270克，杜仲、桑寄生各少许
调料： 盐1克，鸡粉1克，料酒7毫升

制作方法：

1.煎锅置火上，放入杜仲，用中火略炒一会儿，关火后盛出待用。

2.锅中注水烧开，倒入鸡肉块，拌匀，淋入料酒，汆去血水，捞出待用。

3.砂锅中注水烧开，放入鸡肉块、桑寄生、杜仲，淋入料酒，盖上盖，烧开后用小火煮约40分钟。

4.揭开盖，加入盐、鸡粉，拌匀，煮至食材入味即可。

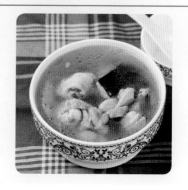

穴位按摩缓解颈椎病

按摩风池穴、大椎穴、肩井穴等穴位，能缓解痉挛的肌肉，能通经络而行气血，使颈肩部僵硬痉挛的肌肉逐渐趋于柔软，从而有效缓解颈椎病所致的头痛、头晕及颈椎疼痛、上肢过电样疼痛、手臂麻木等症状。

风池穴

●取穴：位于项部，与风府穴相平，胸锁乳突肌与斜方肌上端之间凹陷处。

●按摩：以拿捏法或用拇指指腹掐按风池穴3~5分钟。

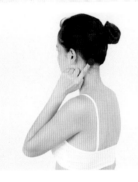
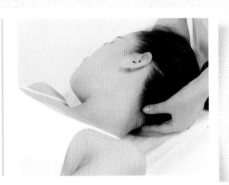

大椎穴

●取穴：位于后背后正中线上，第7颈椎棘突下凹陷中。

●按摩：以拿捏法或点按法按揉大椎穴3~5分钟。

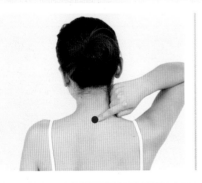
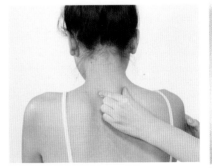

陶道穴

●取穴：位于背部，当后正中线上，第1胸椎棘突下凹陷中。

●按摩：用力按揉陶道穴3~5分钟，以皮肤微微发红、发热为度。

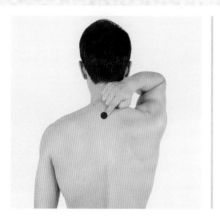
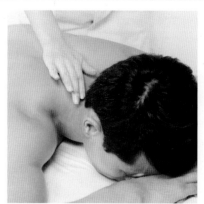

肩井穴

●取穴：位于肩上，前直乳中，当大椎与肩峰端连线的中点上。

●按摩：以拿捏法捏揉肩井穴3分钟，力度适中。

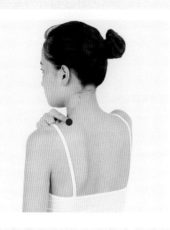
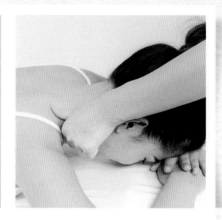

大杼穴

●**取穴**：位于背部，当第1胸椎棘突下，旁开1.5寸。

●**按摩**：以拿捏法或用拇指指腹掐按大杼穴3～5分钟。

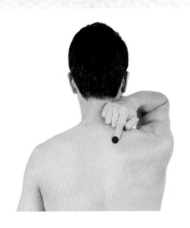
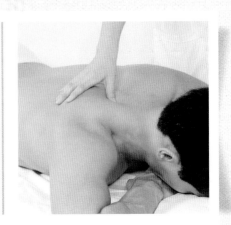

曲池穴

●**取穴**：位于屈曲肘关节，肘横纹的外侧头。

●**按摩**：用拇指顺时针方向按揉曲池穴2分钟，再逆时针方向按揉2分钟。

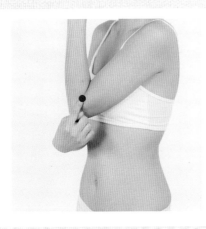
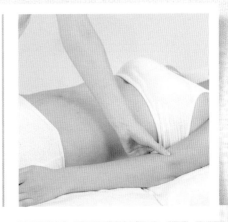

颈椎病康复运动

当颈椎病的治疗到了一定程度时，就应该针对患者的症状、体质，来进行颈椎病康复运动，通过康复运动，加速颈椎的治愈进度，从而有效缓解各种症状，预防并发症的发生。

1. 哪吒探海

该项运动能活动颈椎侧面的肌肉，增加颈椎向侧面摆动的能力。多做练习能有效缓解颈椎的疲劳感和肩部肌肉紧张。

❶ 站立，双足分开与肩同宽，双手叉腰。

❷ 头颈用力伸向左前方，双目注视前方地面约1.5米处。

❸ 身体保持不动，颈部继续努力向前探伸，同时吸气。

❹ 还原，同时呼气。

❺ 右侧同样操作。

❻ 左右各做10~20次。

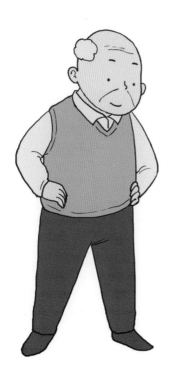
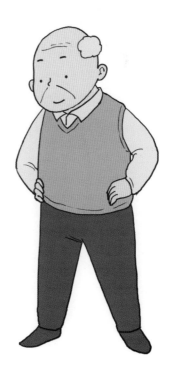

2. 与项争力

此项运动是增加颈椎向前后弯曲度的运动，老年人经常练习能够加大各椎体之间的间隙，拉长颈椎前后僵硬的肌肉，从而有效缓解颈椎病所引起的手臂麻木、肩部酸痛、颈部肌肉紧张僵硬、头痛酸胀等问题，或因落枕引起的肩部不适症状。

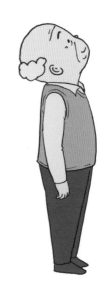

❶ 站立，双手自然垂于两侧，上身不动，头尽量后仰。

❷ 同时深吸气，此时颈部前屈肌群紧张对抗。

❸ 然后复原，同时呼气。

❹ 低头，闭口，下颌尽量紧贴前胸。

❺ 同时呼气，颈部后伸肌群对抗用力。

❻ 然后复原，同时吸气。反复10~20次。

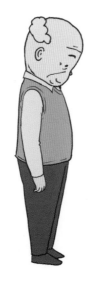

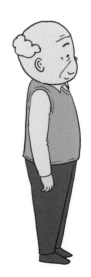

3. 回头望月

回头望月以加大颈椎的转动来加强椎体的灵活性，减轻神经压迫症状，促进颈部血液循环，缓解肌肉紧张。如果颈椎病患者头部在左右水平方向转动受限，可以多做练习。

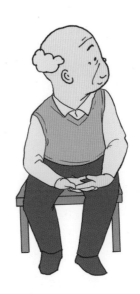

❶ 取坐位，双腿略分开，两手十指相嵌。

❷ 掌心朝上，上身前倾，前臂自然架于腿上。

❸ 头及上身用力左转，头后探，右肩略沉，左肩微耸，如回首望月样。

❹ 同时深吸气，然后还原，呼气。

❺ 左右相同，做10~20次。

4. 侧扳头运动

侧扳头运动可以被动地拉长颈椎两侧的肌肉和韧带，充分拉开颈椎关节之间的缝隙，颈椎病有肩痛、手麻者应多做侧扳练习。

❶ 右手上抬，扶住头的左侧。

❷ 颈部左侧肌肉放松。

❸ 缓慢往右侧扳头。

❹ 稍停顿2~3秒。

❺ 然后往相反方向侧扳。

❻ 左右各做10次。

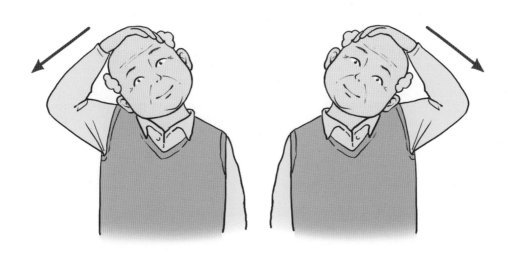

5. 头顶墙运动

　　头顶墙运动可以增强颈部肌肉的力量。前后左右各方向都可以练习，身体哪一面朝向墙壁，就锻炼那一面颈部肌肉的力量。老年人锻炼时需注意安全，最好有人在旁边看护或协助。练习时可在头与墙之间垫一块毛巾。意念集中在颈部，坚持时间按患者自身身体状况来决定。

❶　站立，距离墙面0.5~1米。

❷　颈部和身体挺直，向墙面倾斜身体，用额头顶住墙壁。

❸　注意绷直身体，坚持1分钟。

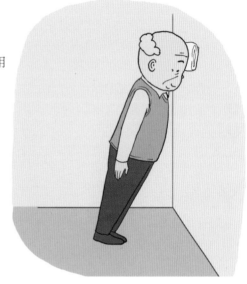

❹　恢复站立位。背向墙面倾斜身体，用后脑勺顶住墙壁。

❺　注意绷直身体，双手紧靠身体两侧，坚持1分钟。

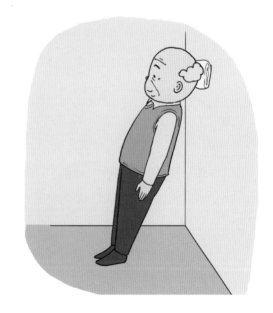

❻ 恢复站立位。左侧身体向墙面倾斜，用左边头部顶住墙壁。

❼ 注意身体绷直，左肩稍向下，双手紧靠身体两侧，坚持1分钟。

❽ 恢复站立位。右侧身体向墙面倾斜，用右边头部顶住墙壁。

❾ 身体绷直，右肩稍向下，双手紧靠身体两侧，坚持1分钟。

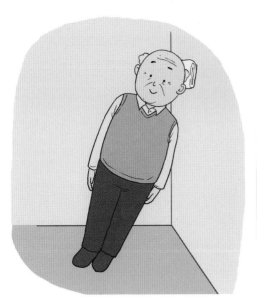 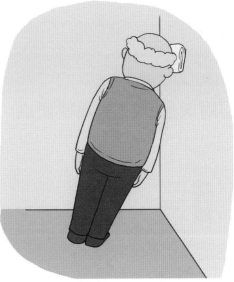

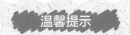 **温馨提示**

两类不能盲目锻炼的颈椎病患者

体育锻炼对防治颈椎病有利，但并非对所有人都适合。如果是脊髓型和食管型颈椎病患者，就不适合进行体育锻炼了。脊髓型颈椎病是由于各种原因引起椎管的管径变小，导致脊髓受压迫，脊髓在椎管内缓冲间隙缩小，如果锻炼方式不当，反而会使症状加重，严重的甚至会导致晕厥。而食管型颈椎病是由于椎体前缘形成骨刺，压迫食管而引起吞咽困难，体育锻炼无法减轻其症状。所以，进行锻炼之前一定要先分清类型，否则盲目运动很可能会适得其反。

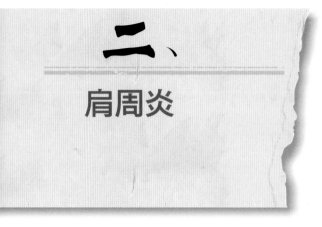

二、
肩周炎

肩周炎是肩关节周围肌肉、肌腱、滑囊和关节囊等软组织的慢性无菌性炎症。炎症导致关节内外粘连，从而影响肩关节的活动。本病早期肩关节呈阵发性疼痛，常因天气变化及劳累而诱发，以后逐渐发展为持续性疼痛，逐渐加重，昼轻夜重，夜不能寐，不能向患侧侧卧，肩关节活动受限。肩部受到牵拉时，剧烈疼痛。

肩周炎患者日常调理要点

1 注意防寒保暖。由于自然界的气候变化，寒冷湿气不断侵袭机体，可使肌肉组织和小血管收缩，肌肉较长时间收缩，可产生较多的代谢产物，如乳酸及致痛物质聚集，使肌肉组织受刺激而发生痉挛，久则引起肌细胞的纤维样变性、肌肉收缩功能障碍而引发各种症状。因此，在日常生活中，肩周炎患者要注意防寒保暖，特别是避免肩部受凉，一旦受凉，应及时就诊治疗。

2 加强功能锻炼。对肩周炎来说，特别要注重肩关节的运动，可经常打太极拳、太极剑、门球，或在家里进行双臂悬吊，使用拉力器、哑铃以及双手摆动等运动，但要注意运动量，以免造成肩关节及其周围软组织的损伤。

3 纠正不良姿势。对于经常伏案、双肩经常处于外展工作的人，应注意调整姿势，避免长期的不良姿势造成慢性劳损和积累性损伤。

4 注意相关疾病。注意容易引起继发性肩周炎的相关疾病，如糖尿病、颈椎病、肩部和上肢损伤、胸部外科手术以及神经系统疾病，患有上述疾病的人要密切观察是否产生肩部疼痛症状，肩关节活动范围是否减小，并应开展肩关节的主动运动和被动运动，以保持肩关节的活动度。

5 对健侧肩积极预防。已发生肩周炎的患者，除积极治疗患侧肩外，还应对健侧肩进行预防。

肩周炎患者饮食原则

1. 多补充含钙和蛋白质丰富的食物

补充富含蛋白质和钙的食物，能增强骨骼和肌肉的营养，对肩周炎的治疗有积极作用。这些食物有肉类、蛋类、奶类及豆制品。

2. 慎食含嘌呤多的食物

如牛肉、动物内脏、鲢鱼、秋刀鱼、牡蛎、干贝等。食用过多嘌呤容易出现尿酸沉积的问题，从而诱发关节炎等，加重肩周炎的病情。

3. 忌食性寒生冷的食物

绿豆、冬瓜等这些食物都是寒性的食物，也不要食用冰冻的果汁、雪糕、冰激凌等，这些食物对肩周炎的康复非常不利，就算是夏天天气比较炎热，这些食物也是要忌口的。

4. 不要吃特别肥腻的食物和饭菜

油炸食物、肥肉和奶油等这些高脂肪和高热量的食物会严重影响脾的运动，而且不利于控制体重，容易加重关节炎、肩周炎的病情，使病情恶化。

中医药膳调理肩周炎

肩周炎发病期间，应选择具有温通经脉、祛风散寒、除湿镇痛作用的中药材和食物，如附子、丹参、当归、鸡血藤、川芎、羌活、枳壳、蕲蛇、蚕沙、川乌、肉桂、桂枝、三棱、莪术、黄柏、胆南星、两面针、青风藤、天仙子、薏米、葱、白花椒、豆卷、樱桃、木瓜、胡椒、狗肉、生姜等；静养期间则应以补气养血或滋养肝肾等扶正法为主，宜吃桂皮、桑葚、葡萄、板栗、鳝鱼、鲤鱼、牛肝、红枣、阿胶等。

药膳、药茶推荐

丹参山楂大米粥

原料：山楂干10克，丹参10克，大米250克
调料：冰糖少许

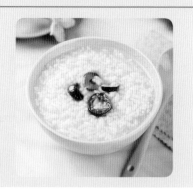

制作方法：

1.砂锅中注入适量清水，倒入山楂干、丹参。

2.盖上盖，煮约15分钟至药材析出有效成分。

3.揭盖，倒入洗好的大米，拌匀。

4.盖上盖，用大火煮开后转小火煮1小时至食材熟软。

5.揭盖，加入冰糖，拌匀，煮至溶化，盛出煮好的粥，装入碗中即可。

天麻川芎鲢鱼汤

原料：鲢鱼头300克，水发黑豆100克，桂圆肉15克，红枣30克，天麻、川芎各适量，姜片、葱段各少许
调料：盐3克，料酒6毫升，食用油适量

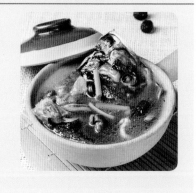

制作方法：

1.用油起锅，放入洗净的鲢鱼头，煎出香味，再翻转鱼头，煎至两面断生。

2.撒上姜片，炒出香味，倒入葱段，炒匀，淋上少许料酒，注入适量清水。

3.倒入黑豆、川芎、天麻、红枣、桂圆肉，大火煮沸。

4.盖上盖，转小火煮约120分钟，至食材熟透。

5.揭盖，加入少许盐，拌匀调味，关火后盛出炖煮好的鱼汤即可。

丹参红花陈皮饮

原料：陈皮2克，红花、丹参各5克

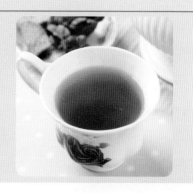

制作方法：

1.砂锅中注入适量清水，倒入红花、丹参。

2.放入陈皮，拌匀。

3.盖上盖，用大火煮开后转小火煮10分钟至药材析出有效成分。

4.揭盖，关火后盛出煮好的药茶，装入杯中即可。

葛根丹参首乌茶

原料：葛根8克，丹参5克，黄精8克，制首乌5克，桑寄生5克

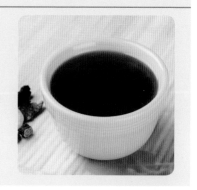

制作方法：

1.砂锅中注入适量清水烧开。

2.放入葛根、丹参、黄精、制首乌、桑寄生，搅拌均匀。

3.盖上盖，用小火煮20分钟，至药材析出有效成分。

4.揭开盖，将药材及杂质捞干净，把煮好的药茶盛出，装入杯中，待稍微放凉即可饮用。

桂圆银耳木瓜汤

原料：桂圆、银耳、红枣、莲子各适量，木瓜150克
调料：冰糖适量

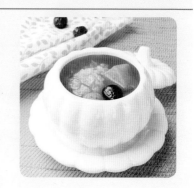

制作方法：

1.将莲子、红枣、桂圆肉、银耳分别泡发洗净，银耳切去根部，再切成小块。

2.砂锅中注入适量清水，倒入银耳、莲子、红枣、桂圆肉，搅匀。

3.盖上锅盖，开大火煮开转小火煮40分钟。

4.倒入备好的木瓜块，盖上锅盖，再续煮10分钟。

5.掀开锅盖，加入适量冰糖，煮至溶化即可。

穴位按摩缓解肩周炎

按摩疗法是治疗肩周炎较为有效的办法，初期以舒筋通络、行气活血止痛为主，后期则以松解粘连、滑利关节为主。长按以下穴位，能有效缓解肩周炎症状。

缺盆穴

●取穴：位于锁骨上窝中央，距前正中线4寸。

●按摩：双手食指、中指紧并，放于缺盆穴上，点按2分钟。

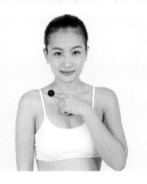
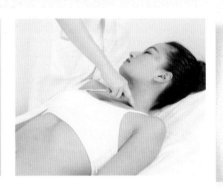

云门穴

●取穴：位于胸前壁的外上方，锁骨下窝凹陷处，距前正中线6寸。

●按摩：以拿捏法或拇指点按法按揉云门穴1～3分钟。

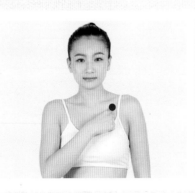
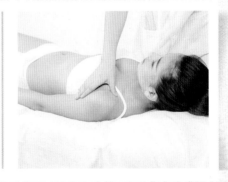

肩井穴

●取穴：位于肩上，前直乳中，当大椎与肩峰端连线的中点上。

●按摩：以拿捏法或点按法捏揉肩井穴1～3分钟。

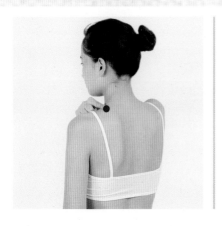
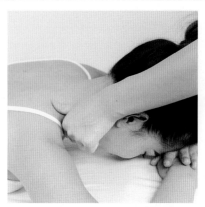

肩髃穴

●取穴：位于肩部，三角肌上，臂外展，当肩峰前下方凹陷处。

●按摩：将拇指指腹放于肩髃及其周围组织上揉按3分钟。

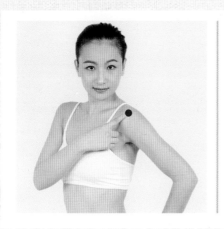
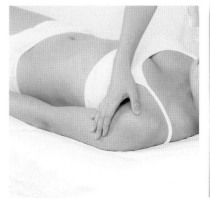

手五里穴

●取穴：位于臂外侧，当曲池穴与肩髃穴连线上，曲池上3寸处。

●按摩：将拇指指腹放于手五里穴上揉按，以局部酸胀为宜。

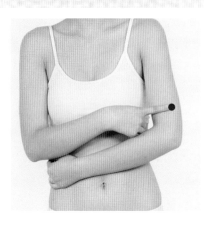
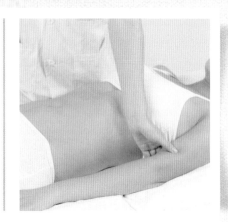

天宗穴

●取穴：位于肩胛部，当冈下窝中央凹陷处，与第4胸椎相平。

●按摩：将拇指指腹放于天宗穴上，其余四指握拳，稍用力揉按3分钟。

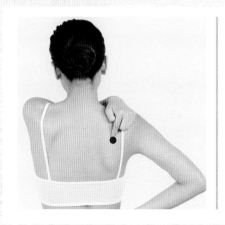
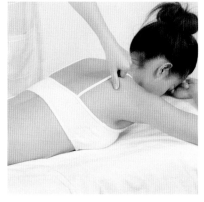

肩周炎康复运动

　　治疗肩周炎与骨折"制动"观念完全不同，其治疗原则就是：活动，活动，再活动。因为只有活动锻炼才能把肩关节粘连的韧带、软组织一点一点撕裂开。在进行锻炼时，想"解冻"处于"冻结"状态的肩关节，势必要经受"皮肉之苦"，至少要坚持两周有效锻炼，疼痛才能有所缓解，必要时还要配合热疗、热敷，增加局部血液循环。但切忌过度运动，如果选择过于剧烈的运动方式，可能人为造成肌肉拉伤，形成新的粘连。

1. 耸肩运动

　　耸肩练习有助于锻炼斜方肌的中上部和肩胛提肌等，对于促进肩部血液循环，缓解疼痛有积极作用。

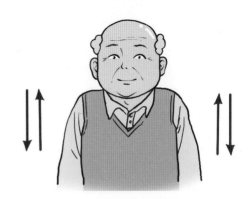

❶　站立位，向上耸肩。

❷　肩胛骨尽量上提，使锁骨贴近腮。

❸　还原时尽量使肩胛骨下沉。

❹　每次上下做20~30遍。

2. 前俯体扩胸运动

　　前俯体扩胸运动主要锻炼三角肌的后部，对老年人肩后部、上背部疼痛及活动受限有很好的缓解效果。

❶　站立位，上体前屈，双臂自然下垂。

❷　双臂向两侧平抬起，尽量与肩平。

❸　同时做扩胸展臂。

❹　反复做20~30次。

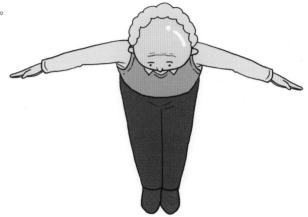

3. 前俯体划圆运动

该运动动作简单，幅度小，病情严重的肩周炎患者可以先从此动作入手进行练习，能有效加强肩部肌肉的力量，从而有利于病情恢复。

❶ 双脚并拢，上体前屈90°。

❷ 右手与地面垂直，进行向内划圆动作，划20~30圈。

❸ 换左手操作。

❹ 右手与地面垂直，进行向外划圆动作，划20~30圈。

❺ 换左手操作。

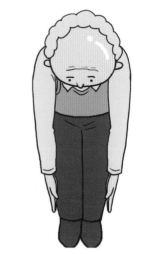

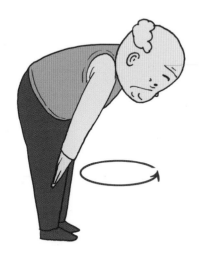

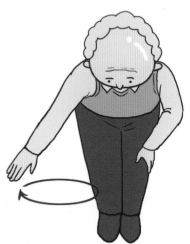

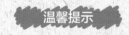

温馨提示

待患者病情好转后，可手持哑铃做此动作更好。

4.侧摆臂运动

侧摆臂运动通过双臂上下有规律地摆动，可有效增加三角肌、斜方肌的力量，从而缓解肩周炎带来的肩痛、手臂麻木等症状。

❶ 站立位，双臂伸直，与肩平，掌心向下。

❷ 双臂缓慢举起至侧上方，停留1~2秒。

❸ 缓慢回到侧下方，停留1~2秒。

❹ 反复做20~30次。

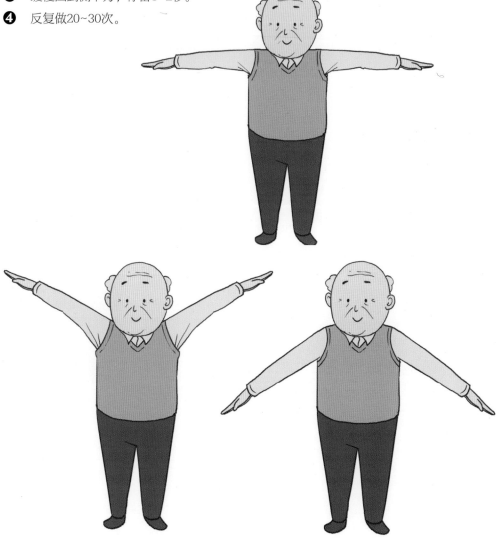

5. 拉臂运动

身后拉臂运动被动地拉伸肩关节，对松解肩关节周围粘连的组织和侧面的肌肉有帮助，从而有助于缓解肩周炎带来的肩部疼痛、手臂疼痛，还能间接拉伸到腰部肌肉，对预防腰部疾病也有积极作用。

❶ 健侧手在背后紧握住患侧手。

❷ 将患侧手尽量向健侧拉伸。

❸ 缓慢地反复做10次左右。

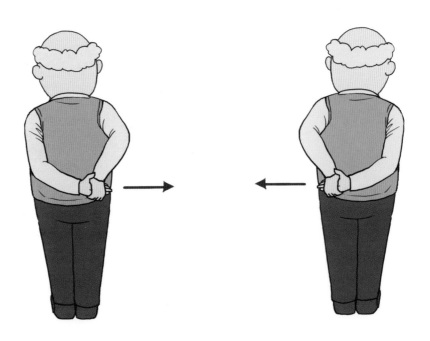

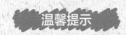

尽量感受肩部肌肉发力和被拉伸的感觉，只有有效的运动锻炼，才能发挥积极的康复治疗作用。

6. 体操棍运动

体操棍运动是针对肩周炎患者上肢后伸和上举困难而设计的。主要是通过手持棍拉做拽动作而达到康复治疗的目的。这个动作能增强上肢向后、向上伸举的活动幅度。

① 上下拉拽动作

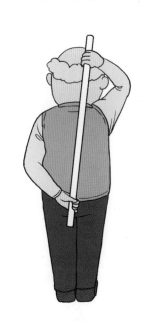

❶ 站立位，双脚并拢，体操棍竖着放在背后。

❷ 健侧手臂握住体操棍上端。

❸ 患侧手在背后握住下端。

❹ 健侧手向上提拉体操棍，带动患侧手臂向上抬。

❺ 注意患侧手要握紧，不要松开。

❻ 尽量拉到可承受的最大程度。每次拉10次左右。

② 左右拉拽动作

❶ 站立位，体操棍横担在肩上。

❷ 双手握住体操棍的两端，做两臂互相拉拽动作。

❸ 健侧手臂应主动拉拽患侧，使患侧手臂动作尽量做到最大幅度。拉10次左右。

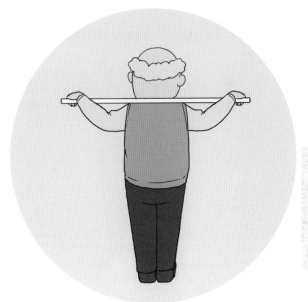

温馨提示

如果没有体操棍，可以用手杖、木棍、毛巾、绳子等代替。注意安全。

141

7. 哑铃上举运动

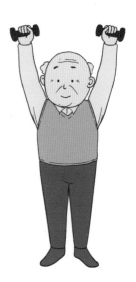

哑铃上举运动对肩周炎的康复很重要，主要作用是增强肩部肌肉力量。哑铃的重量根据个人而定，如果没有哑铃也可以用饮料瓶装水代替。

❶ 站立位，吸气，双手持哑铃。

❷ 先屈臂往上抬，再伸直手臂，到高位时坚持1~2秒。

❸ 往下落时呼气。

❹ 每次上举10次左右，重复做5组。

❺ 也可以左右两臂做交替上举。

8. 哑铃扩胸运动

哑铃扩胸运动对提高三角肌力量很有效。

❶ 站立位，双臂持哑铃，前平举至与肩同宽。

❷ 双臂向两侧做侧平举，注意两臂尽量抬平，同时做扩胸运动。

❸ 每组做10次，重复5组。

❹ 可根据个人的疲劳程度适当加减，运动量中等即可。

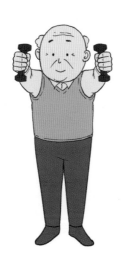

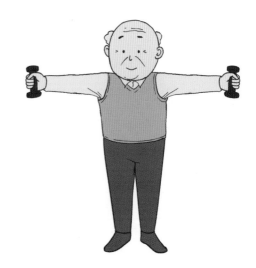

9. 压肩运动

压肩运动对臂上举困难者是个很好的锻炼方法，可单独选做这个练习，其他方法可以忽略。

❶ 分腿站立。

❷ 面对肋木，体前屈。

❸ 直臂握杠，上体尽量向下压。

❹ 身体重心后移也做压肩动作。

❺ 边压肩，边拉肩，合力做动作。

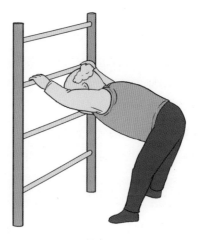

10. 握杠下蹲

握杠下蹲是帮助肩部活动受限者伸展肩部的方法，能增加肩关节活动幅度，解除疼痛和僵硬感，还能增加腿部的力量。

❶ 分腿站立，面对肋木。

❷ 直臂握杠，做下蹲、起立动作。

❸ 下蹲时身体重心向后并尽力拉肩。

❹ 重复做10~15次。

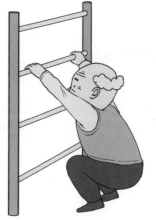

11. 背向握杠下蹲

背向握杠下蹲对治疗肩周炎后手臂上举困难者有特效，手握肋木杠的高低，决定运动幅度、强度的大小，故双手握杠可先从低处开始。

❶ 背向肋木站立。

❷ 双臂伸直，于身后握住杠。

❸ 做下蹲、起立动作。

❹ 下蹲时尽量地拉肩，重复做10~15次。

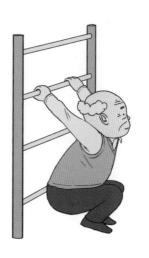

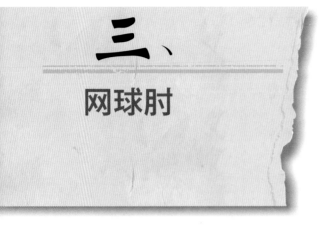

三、
网球肘

网球肘就是肱骨外上髁炎。老年人是高发人群，主要是因为其肌肉力量较弱，肌肉勉强发力完成某些动作，别说是慢性损伤，有些即使是短期提重物也可能出现急性损伤，引发肱骨外上髁炎，加上中老年人肌肉强度下降，受到牵拉恢复起来也需要更长时间。网球肘主要表现为肘关节外侧疼痛和压痛，疼痛可沿前臂向手放射。

网球肘患者日常调理要点

1. 注意劳逸结合

网球肘主要是由于慢性劳损、过度牵拉等原因造成的，因此中老年人应避免长时间操劳家务。夏季避免长时间局部暴露在低温房间，冬季注意保暖，避免长时间接触凉水，以免刺激诱发加重病情。

2. 正确的石膏固定

对少数病情严重的患者可绑绷带在腕部悬吊或用石膏托固定呈屈肘90°，腕背伸为45°，这样使腕伸肌和指肌群在治疗期间充分休息利于康复。做动作时一定要按正确的姿势，避免拉伸肌腱起点产生较大张力。

3. 休息是关键

网球肘早期或初发，特别要注重休息，减少手臂和肘部的活动，以缓解疼痛。休息能减少肌腱的再次损伤，如果能做到这一点，一般自愈的概率较高，但一般人都没有这种意识，再加上工作因素或是动作习惯致使患者很难做到完全休息，这也是网球肘反反复复、迁延不愈的原因。另外，患者自身的肌肉强度也会影响整个康复过程。

如果不积极治疗的话，反复刺激，很有可能会演化为顽固性网球肘，出现骨头和肌肉连接部位的肌腱变性坏死。

4. 加强肌肉锻炼

用手提重物时要注意手腕的姿势，手持工具时姿势要正确。同时要加强手部及臂部肌肉的锻炼，在运动结束后，注意适当牵拉腕部及肘部肌肉恢复柔韧性。

网球肘患者饮食原则

1 高蛋白饮食

饮食应清淡而富含营养，尤其要补充身体对蛋白质的需要，可适量进食鱼、虾、肉、蛋等。每天饮用牛奶或豆浆250毫升以上。

2 补充钙和维生素

宜多吃含钙丰富的绿叶蔬菜及新鲜水果，如豆制品、荠菜、雪里蕻、油菜、生菜、芹菜、胡萝卜、青菜、南瓜、水芹、甜菜，适当吃些柠檬、柑橘、梅子、苹果等水果以及小鱼、虾皮、海带等。

3 忌食刺激性食物

忌食或少食胡椒、辣椒，忌饮酒类和碳酸性饮料，少饮浓茶及咖啡，忌食贝壳类、干果、有添加剂和防腐剂的食品。

4 忌食高脂肪、高盐食物

忌食高脂肪食物以及过于酸、碱、咸的食物和人工合成的食物、腌渍类食物、油煎油炸食物。避免摄入过多盐，老年人每天5克以下为佳。

中医药膳调理网球肘

中医认为，网球肘是由于气滞血瘀所导致的疼痛，"气伤痛，形伤肿"，因外力伤及经络，导致经络受阻，气血运行失调，流通不畅造成。因此，无论是外敷还是内治，或者药膳调理，都要以活血化瘀、缓急止痛、消肿、开窍透骨、通经走络为主，主要的中药材有桑枝、金银花、甘草、当归、丹参、生地、鸡血藤、制乳香、制没药、香附、延胡索、透骨草、桂枝、牡丹皮、黄芪等。

药膳、药茶推荐

佛手鸭汤

原料：鸭肉块400克，佛手、枸杞子、山楂干各10克
调料：盐、鸡粉各2克，料酒适量

制作方法：

1.锅中注入适量清水烧热，倒入切好的鸭肉块，淋入料酒，略煮一会儿，捞出鸭肉块待用。

2.砂锅中注入适量清水，倒入汆过水的鸭肉块。

3.放入洗净的佛手、山楂干、枸杞子，拌匀。

4.淋入料酒，拌匀，盖上盖，用大火烧开后转小火续煮2小时至食材熟透。

5.揭盖，加入盐、鸡粉，拌匀，煮至食材入味。

6.关火后盛出煮好的汤料，装入碗中即可食用。

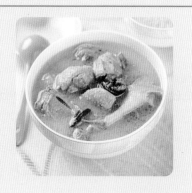

金银花连翘茶

原料：金银花6克，甘草、连翘各少许

制作方法：

1.砂锅中注入适量清水烧热，倒入备好的金银花、甘草、连翘。

2.盖上盖，烧开后用小火煮约15分钟。

3.揭盖，搅拌均匀，关火后盛出药茶，滤入杯中即可。

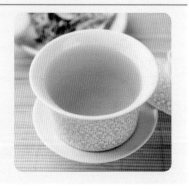

香附鱼鳔鸡爪汤

原料： 鸡爪300克，冬菇20克，当归8克，党参8克，香附5克，水发鱼鳔15克

调料： 盐、鸡粉各1克，料酒5毫升

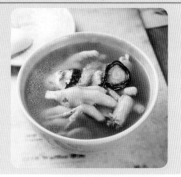

制作方法：

1.沸水锅中倒入洗净的鸡爪，拌匀，加入料酒，汆煮一会儿，捞出，装盘待用。

2.另起砂锅，注入适量清水，倒入当归、党参、香附，放入泡好的鱼鳔、汆好的鸡爪，加入料酒。

3.加盖，用大火煮开后转小火煮30分钟。

4.揭盖，倒入洗净的冬菇，用小火煮30分钟。

5.揭盖，加入盐、鸡粉，拌匀，关火后盛出即可。

牡丹皮瘦肉炖芋头

原料： 芋头200克，猪瘦肉250克，牡牡丹皮2克，葱段、姜片各少许

调料： 料酒10毫升，盐3克，鸡粉2克

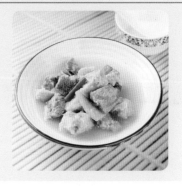

制作方法：

1.洗净去皮的芋头切成小块；猪瘦肉切成块，汆水后捞出备用。

2.砂锅中注水烧热，倒入牡牡丹皮，用大火煮20分钟至其析出有效成分。

3.揭开锅盖，将牡牡丹皮捞干净，倒入备好的猪瘦肉、芋头、姜片、葱段。

4.淋入料酒拌匀，烧开后转小火煮40分钟，加入少许盐、鸡粉调味即可。

木瓜鲤鱼汤

原料： 鲤鱼800克，木瓜200克，红枣8克，香菜少许

调料： 盐、鸡粉各1克，食用油适量

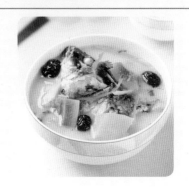

制作方法：

1.洗净的木瓜削皮，去籽，切条，改切成块；洗好的香菜切大段。

2.热锅注油，放入处理干净的鲤鱼，稍煎2分钟至表皮微黄，将煎好的鲤鱼盛出，装盘待用。

3.砂锅注水，放入煎好的鲤鱼，倒入切好的木瓜、红枣，用大火煮30分钟至汤汁变白。

4.倒入切好的香菜，加入盐、鸡粉，搅拌至入味即可。

穴位按摩缓解网球肘

通过按摩手臂多个穴位，能起到舒筋活血、松解粘连的作用，从而达到缓解网球肘症状的目的。

肘髎穴

●取穴：位于臂外侧，屈肘，曲池上方1寸，当肱骨边缘处。

●按摩：用拇指指腹放于肘髎穴上，用力压揉3分钟。

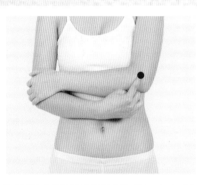
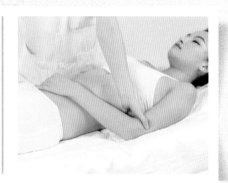

曲池穴

●取穴：位于肘横纹外侧端，屈肘，当尺泽与肱骨外上髁的连线中点。

●按摩：将拇指指尖放于曲池穴上，由轻渐重，用力压揉5分钟。

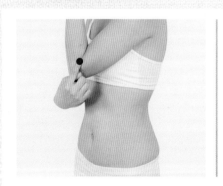
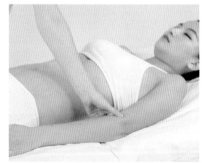

手三里穴

●取穴：位于前臂背面桡侧，当阳溪穴与曲池穴的连线上，肘横纹下2寸。

●按摩：将拇指指尖放于手三里穴上，用力压揉5分钟。

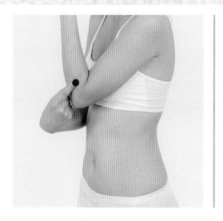
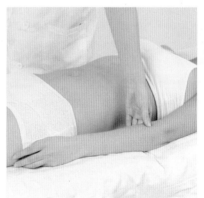

合谷穴

●取穴：位于手背，第1、2掌骨间，当第2掌骨桡侧的中点处。

●按摩：将拇指指腹放于合谷穴上，由轻渐重掐压3分钟。

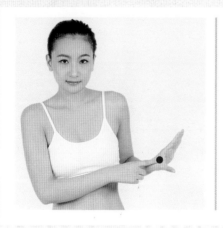
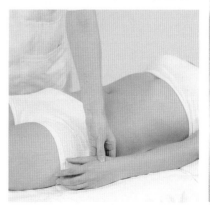

网球肘康复运动

网球肘康复运动的主要作用是通过增强肘关节周围肌肉的力量，促进血液循环，恢复关节正常功能。

1. 低位拉橡皮筋运动

低位拉橡皮筋运动对肱二头肌锻炼很大，从而带动和促进肘部血液循环，对网球肘引起的胳膊酸痛有缓解作用。但运动时要注意量力而为。

❶ 站立位，双手握住扎住橡皮筋的木棍（直径3~4厘米，长30~40厘米）。

❷ 橡皮筋一头扎在肋木下方横杠上。

❸ 手握两端，掌心朝上，做小臂向前上的肘关节屈伸运动。

❹ 拉拽橡皮筋20次为一组，做3~5组。

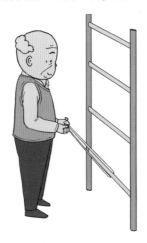 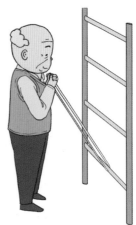

2. 居家替换动作

❶ 双脚踩在橡皮筋中间，手握两端。

❷ 掌心朝上，做小臂向侧上的肘关节屈伸运动。

❸ 拉拽橡皮筋20次为一组，做3~5组。

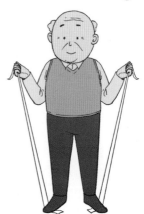

3. 小臂哑铃外展内收

小臂哑铃外展内收能增加上肢屈肌的力量和肘关节周围肌肉的力量。

❶ 大小臂屈至90°，手持哑铃（也可用装满水的矿泉水瓶代替）。

❷ 做小臂的外展、内收运动。20次为一组，做3~5组。

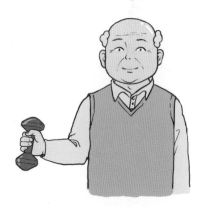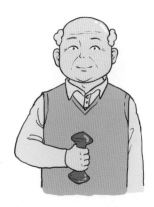

4. 小臂哑铃体侧内外旋

小臂哑铃体侧内外旋可增强肘关节、腕关节周围肌肉的力量，解除关节内粘连，动作像摇扇，对握力差、肘关节疼痛、肱桡韧带损伤者也有很好的效果。

❶ 大小臂屈至90°，体侧手持哑铃。

❷ 做小臂的向内、向外旋运动。

❸ 做到小臂酸胀为止。

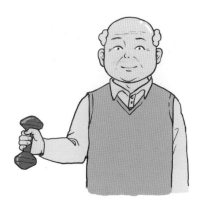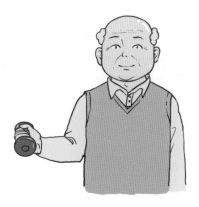

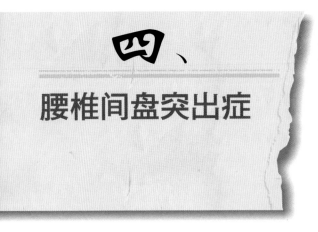

四、腰椎间盘突出症

腰椎间盘突出症是较为常见的疾患之一，主要是因为腰椎间盘各部分（髓核、纤维环及软骨板），尤其是髓核，有不同程度的退行性改变后，在外力因素的作用下，椎间盘的纤维环破裂，髓核组织从破裂之处突出（或脱出）于后方或椎管内，导致相邻脊神经根遭受刺激或压迫，从而产生腰部疼痛，一侧下肢或双下肢麻木、疼痛等一系列临床症状。

腰椎间盘突出患者日常调理要点

1. 正确的站立姿势

两眼平视，挺胸，直腰，两腿直立，两足距离约与骨盆宽度相同，这样全身重力均匀地从脊柱、骨盆传向下肢，再由两下肢传至足，以成为真正的"脚踏实地"，可有效地防止髓核再次突出。站立不应太久，应适当进行原地活动，尤其是腰背部活动，以解除腰背部肌肉疲劳。

2. 正确的坐姿

上身挺直，收腹，双腿膝盖并拢，如有条件，可在双脚下垫一踏脚或脚蹬，使膝关节略微高出髋部。久坐之后也应活动一下，松弛下肢肌肉。

平时工作生活中要劳逸结合，注意姿势正确，避免弯腰抬重物。

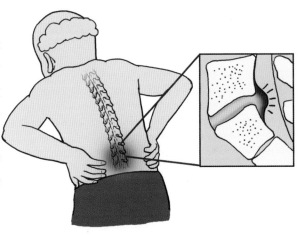

3. 适当戴护腰和防寒保暖

戴护腰对腰椎间盘突出症患者来说，主要目的是制动，就是限制腰椎的屈曲等运动，特别是协助背肌限制一些不必要的前屈动作，以保证损伤的腰椎间盘可以局部充分休息。另外，腰部受寒、受潮很容易让症状加重或复发，患者可以选择既制动又保暖、透气、不积汗的高性能康复护腰来保护腰部。

4. 注意卧具的选择

过软的床铺在人体重量压迫下容易形成中间低、四边高的形状，很容易影响腰椎的生理曲线，使椎间盘受力不均。因此，从治疗和预防腰椎间盘突出症的角度出发，选用木板床较为合适，一般使用时应将被褥铺垫得松软合适，这样才能在很大程度上维持腰椎的平衡状态。

5. 急性期患者注意事项

➡ 卧位。腰椎间盘突出症患者应睡较硬的床垫，仰卧时膝微屈，腘窝下垫上一小枕头，全身放松，腰部自然落在床上。侧卧时屈膝屈髋，一侧上肢自然放在枕头上。

➡ 站起。从卧位改为俯卧位，双上肢用力撑起，腰部伸展，身体重心慢慢移向床边，一侧下肢先着地，然后另一侧下肢再移下，手扶床头站起。

➡ 坐位。坐时腰部挺直，椅子要有较硬的靠背。椅子腿高度与患者膝到足的高度相等，坐位时，膝部略高于髋部，若椅面太高，可在足下垫一踏板。

➡ 起身。从座位上站起的，一侧下肢从椅子侧面移向后方，腰部挺直，调整好重心后起立。

腰椎间盘突出患者饮食原则

腰椎间盘突出症患者由于生病而减少了一定的活动量，所以饮食的摄入量也应适当减少，胃肠蠕动慢，消化功能降低，故应合理安排饮食。

1. 营养饮食、适当补钙

注意少食多餐，多吃蔬菜、水果及豆类食品，多吃一些含钙量高的食物，如牛奶、奶制品、虾皮、海带、芝麻酱、豆制品等，有利于钙的补充，但是腰椎已经长出骨刺（骨质增生）的患者则不宜摄取太多钙质。

2. 多食富含纤维素的食物

腰椎间盘突出症患者在手术前后及康复期都应多食富含纤维素的食物，如芹菜、木耳、竹笋、苹果、香蕉等，以保持大便通畅，以防止排便用力而导致病情加重。晨起可喝淡蜂蜜水或淡盐水。

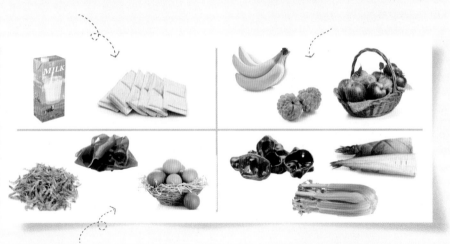

3. 手术后患者饮食

腰椎间盘突出症患者手术后能进食，首先以蔬菜、水果为主，蔬菜放一点盐和油煮熟，吃菜喝汤；多喝新鲜的果汁。注意蛋白质的补充，最好选用牛奶、蛋黄、酸奶等。如果术中失血过多，饮食中适当加一点动物肝脏、血制品及豆腐等。

中医药膳调理腰椎间盘突出

腰椎间盘突出患者应常食具有增强脊柱功能的中药材和食材，如板栗、猪骨、骨碎补、锁阳、续断、党参、杜仲、何何首乌、熟地、鳝鱼、猪腰、羊腰等；可选用具有抗骨骼老化功能的中药材，如黑豆、黑芝麻、莲子、核桃、党参、冬虫夏草、桂枝等；可选用具有活血化瘀功能的中药材，如牛膝、丹参、红花、延胡索、川芎等。

药膳、药茶推荐

当归红花补血粥

原料：大米200克，红花、黄芪、当归、川芎各5克
调料：白糖5克

制作方法：

1.砂锅中注入适量清水，放入川芎、当归、黄芪。

2.用大火煮开后倒入洗好的大米，盖上盖，用大火煮开后转小火煮30分钟。

3.揭盖，倒入备好的红花，拌匀。

4.再盖上盖，续煮30分钟至食材熟透。

5.揭盖，加入少许白糖，拌匀，关火后盛出煮好的粥，装入碗中即可。

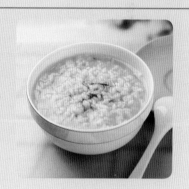

枸杞子杜仲排骨汤

原料：杜仲、黄芪、枸杞子、红枣、党参、木耳各适量，冬瓜块100克，排骨块200克
调料：盐2克

制作方法：

1.将杜仲、黄芪装入隔渣袋里；木耳泡发30分钟。

2.锅中注入清水烧开，放入排骨块，汆煮片刻，捞出沥干水分，装入盘中待用。

3.砂锅中注入清水，倒入排骨块、杜仲、黄芪、红枣、党参、木耳拌匀，加盖，大火煮开转小火煮100分钟。

4.揭盖，放入枸杞子，拌匀，续煮20分钟至枸杞子熟。

5.揭盖，加入盐，稍稍搅拌至入味，关火后盛出煮好的汤，装入碗中即可。

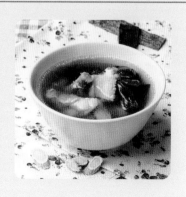

穴位按摩缓解腰椎间盘突出

在咨询过医生的意见之后，可适当按摩来缓解腰椎间盘突出的症状。注意，不可擅自进行按摩，一定要在咨询过医生之后，充分了解患者身体状况的情况下进行。

命门穴

●取穴：位于腰部，当后正中线上，第2腰椎棘突下凹陷中。

●按摩：用双手拇指指腹揉搓命门穴3分钟，力度适中。

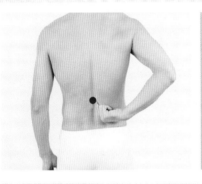
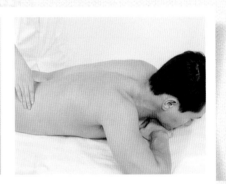

肾俞穴

●取穴：位于腰部，当第2腰椎棘突下，旁开1.5寸。

●按摩：用双手拇指指腹揉搓肾俞穴3分钟，力度适中。

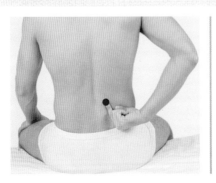
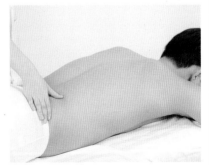

腰阳关穴

●取穴：位于腰部，当后正中线上，第4腰椎棘突下凹陷中。

●按摩：用手掌鱼际用力按揉腰阳关穴5分钟。

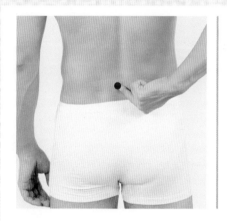
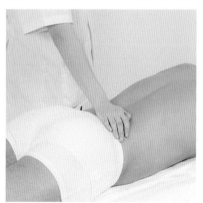

环跳穴

●取穴：位于股骨大转子最凸点与骶管裂孔连线的外1/3与中1/3交点处。

●按摩：用手掌鱼际推揉环跳穴5分钟，以有酸胀感为宜。

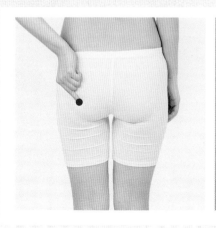
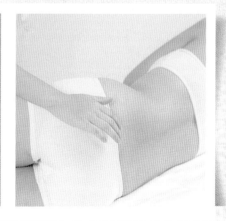

委中穴

●取穴：位于腘横纹中点，当股二头肌腱与半腱肌肌腱的中间。

●按摩：用拇指指腹点按委中穴3分钟，力度适中。

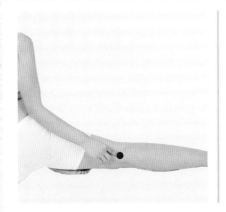 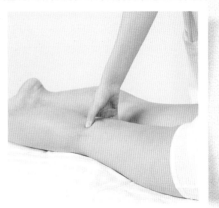

阳陵泉穴

●取穴：位于小腿外侧，当腓骨头前下方凹陷处。

●按摩：用双手拇指指腹揉搓阳陵泉穴3分钟，力度适中。

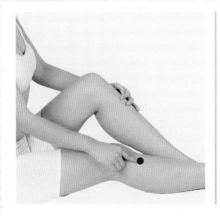 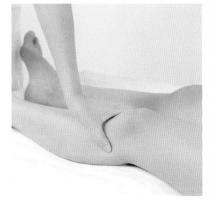

腰椎间盘突出症康复运动

腰椎间盘突出症患者在急性期应该静养，不宜运动。在病情稳定后可以配以体操等适度的运动。在坚持合适的方法、正确的姿势、循序渐进的原则下，持之以恒，针对腰部进行适当的康复体操运动。

1. 仰卧抬腿运动

仰卧抬腿运动是增加腹部肌肉力量的练习。腹部肌肉有力量，对促进腰椎间盘突出的恢复是有帮助的。

❶ 仰卧位，两臂放在体侧。

❷ 两脚分别做直腿抬起落下的动作。

❸ 腿抬起约40°即可。

❹ 运动量以中等为主。

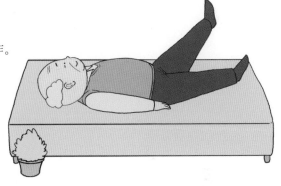

2. 反握踝背伸运动

反握踝背伸运动主要是为了增加脊柱背伸的幅度，增强背肌力量。可用于治疗腰椎间盘突出。

❶ 俯卧位，两脚分开。

❷ 屈膝，两臂后伸，两手握住脚踝。

❸ 做抬头、挺胸、展腹动作，并稍停一会儿，做到疲劳为止。

❹ 重复做5~10次。

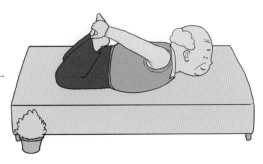

3. 屈臂转体运动

屈臂转体运动要求脊柱在水平方向转动，以缓解腰背肌肉紧张。

❶ 站立，两脚分开与肩同宽。

❷ 屈臂侧平举，然后向左、右转体。

❸ 开始转动时要慢。

❹ 重复做20~30次。

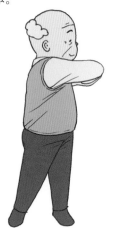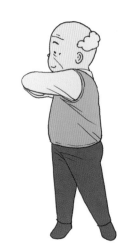

4. 体侧屈运动

体侧屈运动是加强身体坐侧肌肉力量的练习。要求身体不能前屈，要在一个平面做动作。

❶ 站立，两脚分开与肩同宽。

❷ 左手叉腰，右臂上举，带动上体向左侧屈。

❸ 重复做20~30次。

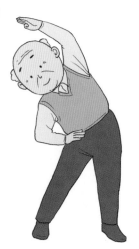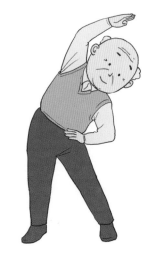

5. 俯卧摆腿运动

俯卧摆腿运动能加强腰、腿部肌肉的力量。

❶ 利用桌子，取俯卧位。

❷ 两腿悬空，上下摆动。

❸ 先分脚进行，然后并脚
做动作。

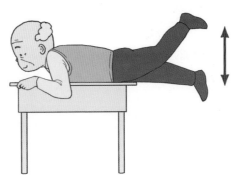

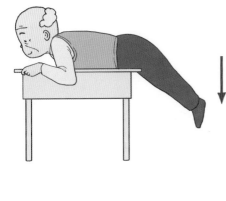

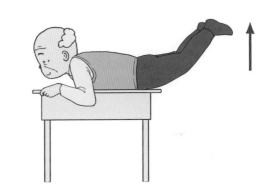

温馨提示

腰椎间盘突出的预防

腰椎间盘突出症是在退行性变基础上积累伤所致，积累伤又会加重椎间盘的退变，因此预防的重点在于减少积累伤。平时要有良好的坐姿，睡眠时床不宜太软。长期伏案工作者需要注意桌、椅高度，定期改变姿势。职业工作中需要常弯腰动作者，应定时伸腰、挺胸，并使用宽的腰带。应加强腰背肌训练，增加脊柱的内在稳定性。长期使用腰围者，尤其需要注意腰背肌锻炼，以防止失用性肌肉萎缩带来不良后果。如需弯腰取物，最好采用屈髋、屈膝下蹲方式，减少对腰椎间盘后方的压力。

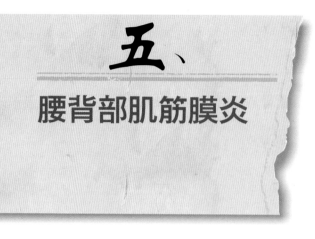

五、腰背部肌筋膜炎

肌筋膜炎又称"腰背肌损伤""腰背部纤维炎""腰背筋膜疼痛症候群"等，是指肌肉和筋膜的无菌性炎症反应，当机体受到风寒侵袭、疲劳、外伤或睡眠位置不当等外界不良因素刺激时，可以诱发肌肉筋膜炎的急性发作，肩颈腰部的肌肉、韧带、关节囊的急性或慢性的损伤、劳损等是本病的基本病因。

腰背部肌筋膜炎患者日常调理要点

●加强体育锻炼。体育锻炼可使肌肉、韧带、关节囊经常处于健康和发育良好的状态，从而减少发生劳损的机会。

●注意生活中的各种姿势。从地上提取重物时，应屈膝下蹲；拿重物时，尽可能靠近重物，并使其贴近腹部，两腿微微下蹲；不要勉强够高处的物品；睡眠时保持脊柱的弯曲；避免潮湿和受寒。

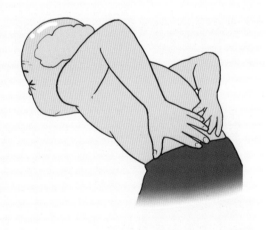

●注意劳逸结合。避免长期固定一个动作和强制性的弯腰动作，坐久了要起身适当锻炼一下。

●肥胖者应减肥，减轻腰部的负担。

中医药膳调理腰背部肌筋膜炎

中医认为，筋膜炎从病理而言，属于慢性伤筋范围，以局部经络阻滞、气血运行不畅为主，《灵枢·本脏》曰："血和则经脉流行，营复阴阳，筋骨劲强，关节清利矣。"故在治疗上以舒筋活血、化瘀止痛为主。常用的外治手法是中药敷贴。而适当食用具有活血化瘀、止痛的药膳药茶也能在一定程度上缓解腰背部疼痛。常用中药材有当归、丹参、红花、山楂、香附、生地、佛手、黑豆、何首乌、菟丝子、白芍、红枣、补骨脂，气虚者可适当搭配黄芪、党参等。

药膳、药茶推荐

何首乌菟丝子补骨脂茶

原料： 何首乌15克，补骨脂10克，菟丝子7克

制作方法：

1.砂锅中注水烧开，放入洗净的何首乌、补骨脂、菟丝子。

2.盖上盖，烧开后用小火煲煮约15分钟，至药材析出有效成分。

3.揭盖，捞出药材及其杂质，用中火续煮片刻。

4.关火后盛出砂锅中的茶汁，装入杯中，趁热饮用即可。

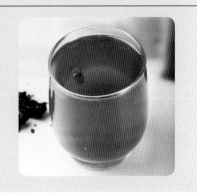

当归生地酒

原料： 当归20克，生地20克，高粱酒500毫升

制作方法：

1.备好一个密封罐，倒入备好的生地、当归，倒入适量高粱酒。

2.盖上密封盖子，静置1个月。

3.待时间到，药酒即可饮用。

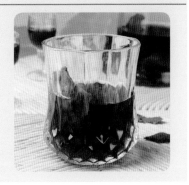

163

玉竹白芍猪骨汤

原料：玉竹、沙参、杏仁、白芍各适量，猪骨块200克

调料：盐2克

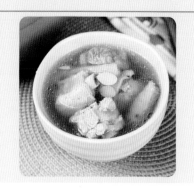

制作方法：

1.将白芍装入隔渣袋里，放入锅中，注入适量清水烧开，放入猪骨块，汆煮片刻，捞出装入盘中待用。

2.砂锅中注入清水，倒入猪骨块、玉竹、北沙参、杏仁、白芍，拌匀，大火煮开转小火煮120分钟。

3.揭盖，加入盐，稍稍搅拌至入味，盛出即可。

核桃巴戟鸡汤

原料：巴戟天、党参、核桃、枸杞子、黑豆、小香菇各适量，土鸡块200克

调料：盐适量

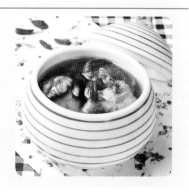

制作方法：

1.将黑豆泡发2小时；小香菇泡发30分钟；枸杞子泡10分钟；巴戟天装入隔渣袋泡发10分钟；党参浸泡10分钟。

2.锅中注水烧开，倒入土鸡块，搅匀汆煮，捞出待用。

3.砂锅中注入清水，倒入土鸡块、小香菇、核桃、的党参、隔渣袋、黑豆，拌匀，大火烧开后转小火煮1小时。

4.倒入枸杞子拌匀，小火继续煲煮20分钟，加盐调味，盛出即可。

枸杞子桂圆糯米粥

原料：枸杞子10克，红枣30克，桂圆20克，水发糯米80克

调料：白糖少许

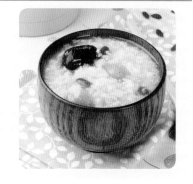

制作方法：

1.锅中注水烧开，加入备好的糯米，大火烧开后转小火煮40分钟。

2.倒入红枣、桂圆、枸杞子，小火续煮20分钟。

3.加入适量白糖搅拌匀，盛出即可。

五指毛桃红枣乌鸡汤

原料：乌鸡块270克，红枣25克，五指毛桃30克，核桃仁20克，黑芝麻粉10克

调料：盐2克

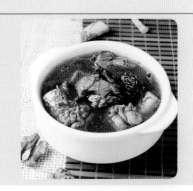

制作方法：

1.锅中注入适量清水烧开，倒入洗净的乌鸡块，拌匀，汆煮一会儿，去除血渍后捞出，沥干水分，待用。

2.砂锅中注入适量清水烧热，倒入汆好的乌鸡块。

3.放入备好的五指毛桃、核桃仁和红枣，大火煮沸，去除浮沫，再撒上备好的黑芝麻粉，拌匀。

4.盖上盖，转小火煮约150分钟，至食材熟透。

5.揭盖，加入少许盐，拌匀，略煮，至汤汁入味即成。

何首乌鲫鱼汤

原料：何首乌、黄芪、北沙参、红枣各适量，鲫鱼200克，生姜适量

调料：盐少许

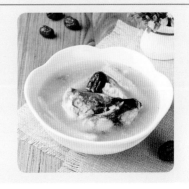

制作方法：

1.将何首乌、黄芪装入隔渣袋，放清水中泡发10分钟；再将红枣、北沙参浸泡10分钟。

2.热锅注油烧热，倒入鲫鱼，将鲫鱼两面煎至微焦，盛出待用。

3.砂锅注入适量清水，倒入鲫鱼块，放入泡发滤净的红枣、北沙参、隔渣袋、生姜。

4.盖上锅盖，开大火烧开转小火煮1小时，加入少许盐，搅匀调味，盛出装入碗中即可。

山楂香附茶

原料：鲜山楂30克，香附、川芎各少许

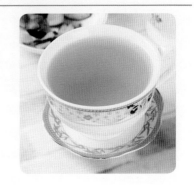

制作方法：

1.洗净的山楂去除头尾，切取果肉，备用。

2.砂锅中注水烧开，倒入山楂，放入备好的香附、川芎。

3.盖上盖，烧开后用小火煮约10分钟，至药材析出有效成分。

4.关火后揭开盖，搅拌均匀，盛出煮好的茶水即可。

穴位按摩缓解腰背部肌筋膜炎

适当采取按摩手法，可舒筋活血、解除痉挛，从而缓解腰背部疼痛。

肾俞穴

●取穴：位于腰部，当第2腰椎棘突下，旁开1.5寸。

●按摩：将拇指指腹放在肾俞穴上，适当点揉3分钟，至有酸胀感为佳。

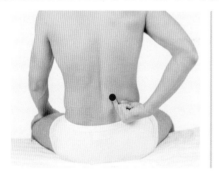
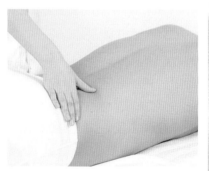

腰阳关穴

●取穴：位于腰部，当后正中线上，第4腰椎棘突下凹陷中。

●按摩：用鱼际推揉腰阳关穴2~3分钟。

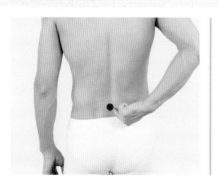
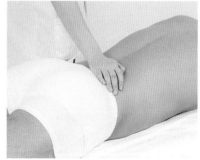

大肠俞穴

●取穴：位于腰部，当第4腰椎棘突下，旁开1.5寸。

●按摩：用手掌根部的力度揉按大肠俞穴至局部红热。

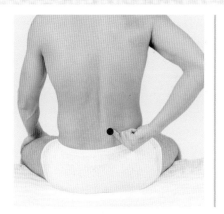
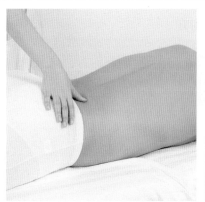

八髎穴

●取穴：位于骶椎，分别在第1、第2、第3、第4骶后孔中。

●按摩：用鱼际推揉八髎穴2～3分钟。

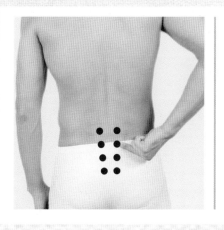
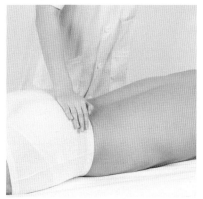

腰背部肌筋膜炎康复运动

适当的康复运动能有效增强腰背部的肌肉力量，从而有效缓解腰背部疼痛。

1. 扩胸运动

扩胸运动能使肩胛上提下降，肩胛肌内收。因此，练习时应尽量挺胸。

❶ 站位，两脚分开与肩同宽。

❷ 做屈臂侧平举及直臂侧平举。

❸ 同时向后扩胸。

❹ 反复做30次。

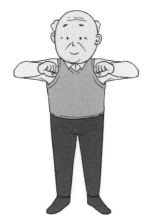
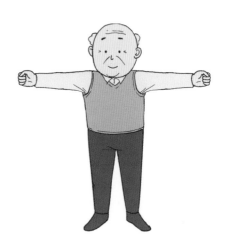

2. 前俯转体运动

前俯转体运动是通过前俯转体，使脊柱前屈，同时又向左右旋转的综合运动，加大各椎体的活动幅度，并使腰背部肌肉充分放松。

❶ 站位，两脚分开与肩同宽或更大一些。

❷ 做俯体前屈转腰动作。

❸ 同时左手摸右脚，右手上举。

❹ 然后换另一侧重复上述步骤。

❺ 每侧做30次。

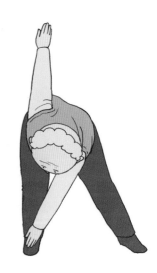

3. 胸扩展运动

胸扩展运动能使胸椎活动幅度加大，背肌伸展和收缩能力加强，是胸椎进行前屈和后伸动作的一个很好的锻炼方法，简单而且直接，对缓解后背肌肉的疲劳有效。

❶ 屈膝站立。

❷ 含胸时尽量低头、抱肩、圆背，整个背部充分放松。

❸ 把肌肉充分舒展拉长。

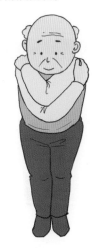
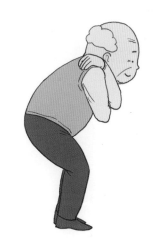

❹ 做扩展动作时尽量扩胸，两臂后展，抬头。

❺ 用力收颈部和背部肌肉，注重动作质量。

❻ 宜缓慢进行，反复做20~30次。

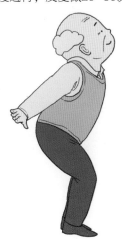
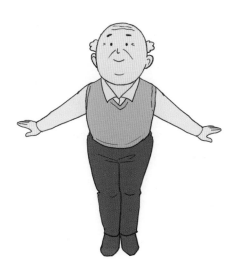

4. 贴胸俯卧撑运动

贴胸俯卧撑运动是通过颈部、胸部、腰部肌肉依次收缩放松，达到背部肌肉充分伸展的目的。整个动作形似波浪，对缓解背部肌肉紧张有好处。

❶ 臀部后坐，跪撑垫上。

❷ 做时双膝屈曲，上体贴垫前移。

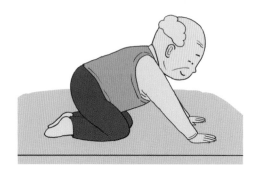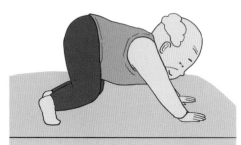

❸ 当双肩移过手的位置时，接着两臂撑直。

❹ 抬头，上体后仰。

❺ 重复做10次。

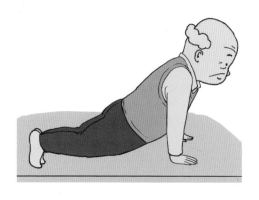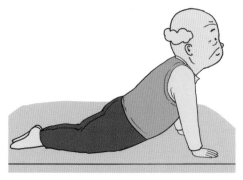

5. 后仰运动

后仰运动是加强背肌力量和脊柱柔韧性的练习。通过后仰可使各腰椎间的缝隙缩小，从而使脱出的髓核向内挤压，有利于脱出的髓核归纳，减轻对神经根的压迫。

❶ 站位，两脚分开，与肩同宽，做两臂上举或两手叉腰动作。

❷ 身体后仰，然后还原。

❸ 上述动作可重复多次。

❹ 还可借助栏杆和合适的椅子来完成此动作。

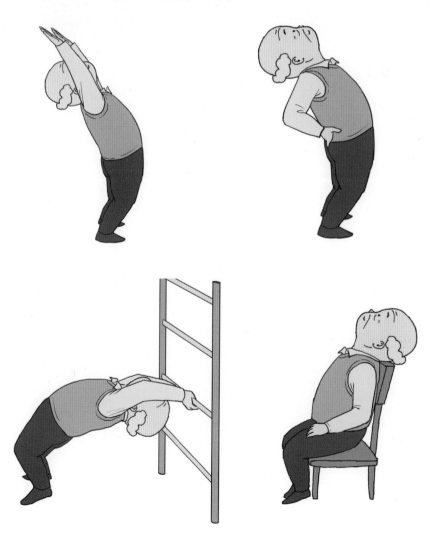

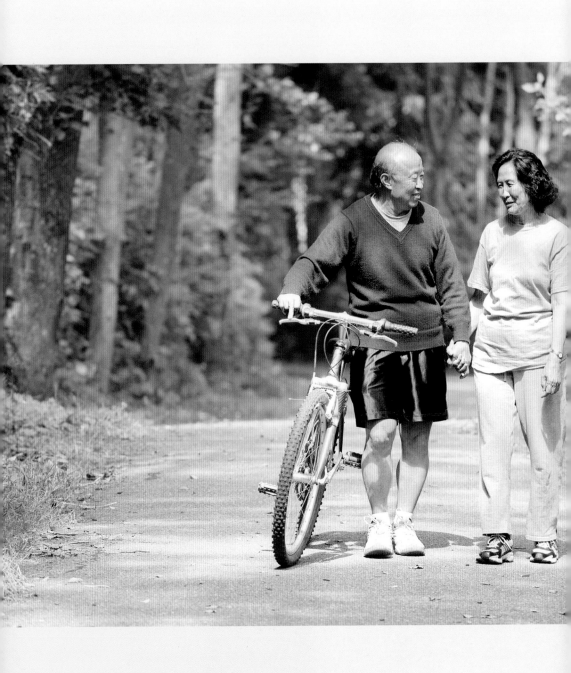

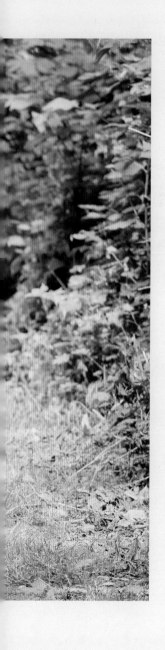

Part 5

腿脚利索，健步如飞
——老年人腿脚关节疾病家庭护理

老年人由于年龄以及身体的原因，身体机能会慢慢退化，肌肉韧带的弹性会逐渐降低，腿脚关节很容易出现各种各样的问题。如梨状肌综合征（坐骨神经痛）、股骨头坏死、膝关节炎、跟痛症等。本章针对老年人常见腿脚关节疾病，提出对应的家庭调理要点、药膳食疗、穴位按摩以及康复运动，希望能让老年人早日恢复健康。

一、梨状肌综合征

梨状肌综合征是引起急慢性坐骨神经痛的常见疾病。一般认为，腓总神经高位分支，自梨状肌肌束间穿出或坐骨神经从梨状肌肌腹中穿出。当梨状肌受到损伤，发生充血、水肿、痉挛、粘连和挛缩时，该肌间隙或该肌上、下孔变狭窄，挤压其间穿出的神经、血管，因此而出现的一系列临床症状和体征称为梨状肌损伤综合征。

梨状肌综合征患者日常调理要点

1. 心理护理

由于急性梨状肌综合征发病急，疼痛剧烈，行动困难，严重者臀大肌和梨状肌肿大，坐骨神经刺激明显，患者常表现烦躁、焦虑、失眠，剧痛时，甚至有轻生的念头。针对这些情况，照护者应尽快和医生交流，尽早排除患者的疑虑。在治疗过程中要做好心理工作，加强患者的信心。

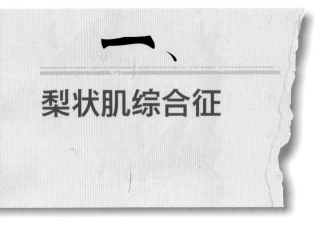
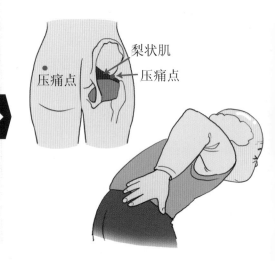

2. 功能锻炼及预防

在锻炼时，要采取反向行走、腰桥或飞燕式体操，仰卧后屈膝、髋关节内旋和外旋，直腿抬高锻炼等。预防受凉、扭伤及久坐压迫梨状肌，以免缺血后再次炎性水肿致疼痛。

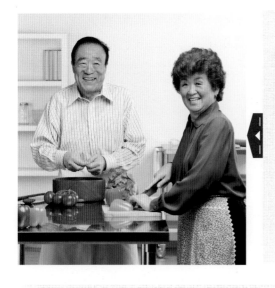

3. 饮食护理

急性梨状肌综合征是一种肌纤维组织和神经发生病变的综合征。伴有剧烈疼痛，机体消耗量大，在治疗期间，应增加高蛋白、富含营养且易消化吸收的食物，以促进体力恢复。由于患者神经受压炎性水肿，应少食辛辣刺激食物，以免加重病情。

4. 治疗后的护理

患者治疗后要绝对卧床6个小时，照护者要在医生帮助下进行脱水、抗炎，使损伤的肌纤维和水肿的神经尽快修复。3~5天后才能站立。站立时患肢不要过于用力。1周内禁止活动，1周后方可下床大小便及做室内轻微活动，至急性症状基本缓解。

中医药膳调理梨状肌综合征

梨状肌综合征急性期经筋扭伤，气滞血瘀，疼痛剧烈，动作困难，治宜化瘀生新、活络止痛，可用桃仁、红花、当归、川芎、白芍、熟地、牛膝、乳香、没药、制香附、青皮等；慢性期病久体亏，经络不通，痛点固定，臀肌萎缩，治宜补养气血、舒筋止痛，可用当归、鸡血藤、黄芪、白术、牛膝、五加皮等。

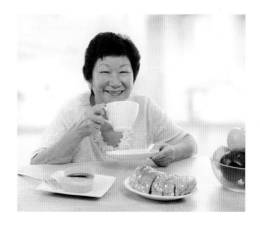

药膳、药茶推荐

西洋参黄芪养生汤

原料：西洋参、黄芪、茯苓、枸杞子、红枣、小香菇各少许，乌鸡块200克

调料：盐2克

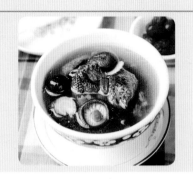

制作方法：

1.将茯苓、黄芪装入隔渣袋，扎紧袋口备用。

2.锅中注水烧开，倒入乌鸡块，搅匀去除血水，捞出。

3.砂锅中注入清水，倒入乌鸡块、红枣、隔渣袋、西洋参、小香菇，搅拌匀，盖上锅盖，小火煮100分钟。

4.掀开锅盖，放入枸杞子，搅拌匀，盖上锅盖，小火续煮20分钟。

5.掀开锅盖，加入少许盐，搅匀调味即可。

丹参灵芝猪蹄汤

原料：黄芪、灵芝、葛根、丹参、北沙参、小香菇各少许，猪蹄200克，料酒5毫升，姜片少许

调料：盐2克

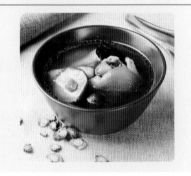

制作方法：

1.将黄芪、丹参装进隔渣袋里；小香菇泡发30分钟。

2.沸水锅中倒入洗净的猪蹄，加入适量料酒，汆煮一会儿，捞出待用。

3.砂锅注入清水，倒入猪蹄、隔渣袋、小香菇、灵芝、葛根、北沙参、姜片。

4.加盖，用大火煮开后转小火续煮120分钟。

5.揭盖，加入盐，搅匀调味，装碗即可。

生地莲子心饮

原料：生地5克，莲子心3克

调料：盐2克

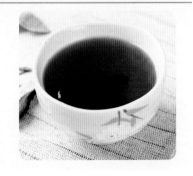

制作方法：

1.砂锅中注入适量清水，用大火烧开。

2.倒入洗净的生地、莲子心，盖上盖，煮沸后用小火煮约10分钟，至其析出有效成分。

3.取下盖，搅拌片刻，用大火续煮一会儿，盛出煮好的汤料，装入汤碗中，稍微冷却后即可饮用。

穴位按摩缓解梨状肌综合征

急性期疼痛严重者应卧床休息，将伤肢保持在外旋、外层位，避免髋关节的旋转动作，使梨状肌处于松弛状态。疼痛缓解后应加强髋关节及腰部活动和功能锻炼，以减少肌肉萎缩，促进血液循环，同时搭配穴位按摩，能有效缓解疼痛，促进康复。

志室穴

● **取穴**：位于腰部，第2腰椎棘突下，旁开3寸。

● **按摩**：用拇指指腹按揉志室穴3~5分钟，以皮肤微微发红、发热为度。

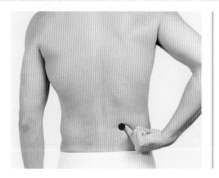
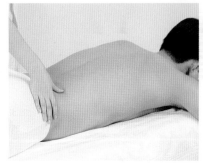

命门穴

● **取穴**：位于腰部，后正中线上，第2腰椎棘突下凹陷中。

● **按摩**：将食指、中指并拢，用两指指腹按压命门穴，以有酸胀感为宜。

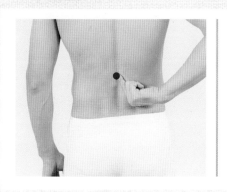
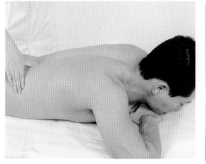

腰阳关穴

●取穴：位于腰部，当后正中线上，第4腰椎棘突下凹陷中。

●按摩：用掌跟推按腰阳关穴2～3分钟，力度适中。

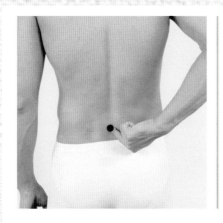
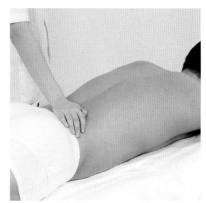

环跳穴

●取穴：位于股骨大转子最凸点与骶管裂孔连线的外1/3与中1/3交点处。

●按摩：用掌跟按揉环跳穴2～3分钟，力度适中。

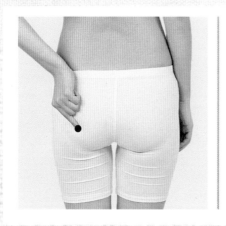
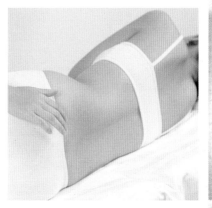

承扶穴

●取穴：位于大腿后面，臀下横纹的中点。

●按摩：用双手拇指指腹按压承扶穴3～5分钟，以局部微有酸胀感为宜。

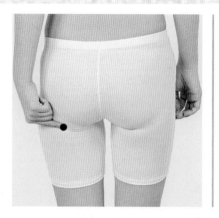
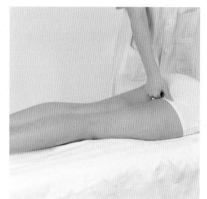

殷门穴

●取穴：位于大腿后面，承扶穴与委中穴的连线上，承扶下6寸。

●按摩：用双手拇指指腹按压殷门穴3～5分钟，以局部微有酸胀感为宜。

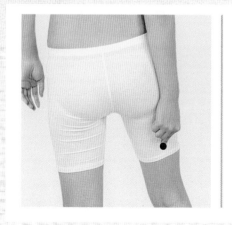
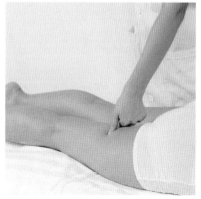

梨状肌综合征康复运动

在梨状肌综合征缓解期帮助患者进行适当的腰臀部肌肉的功能锻炼，能有效缓解疼痛，帮助患者尽快恢复。

1. 抬起半侧臀部运动

❶ 患者取坐姿，双脚分开，双手分开保持平衡。

❷ 将左边臀部慢慢抬起，恢复原位。

❸ 将右边臀部慢慢抬起，恢复原位。

❹ 将左边臀部抬起，稍微往前移动。

❺ 往后移动，恢复原位。

❻ 将右边臀部抬起，稍微往前移动。

❼ 往后移动，恢复原位。

❽ 反复练习。

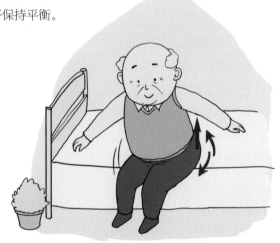

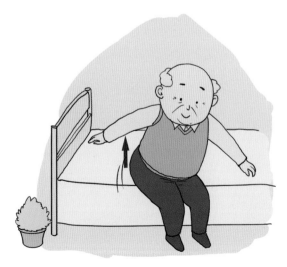

2.下蹲运动

老年梨状肌综合征患者容易重心不稳，同时疼痛和痉挛也使得患者不想再动，因此，借助桌椅等工具做下蹲运动，能有效改善患者容易重心不稳的状况，还能有效锻炼臀中肌和臀大肌，从而对缓解症状很有好处。

❶ 选择一把稳固、高度适合的椅子。

❷ 患者双脚分开立站，与肩同宽。

❸ 双手扶住椅背，慢慢地屈膝下蹲。

❹ 完全下蹲之后左右微微移动。

❺ 调整重心位置。

❻ 蹲稳之后慢慢起身。

❼ 左右移动，调整重心位置。

❽ 注意调整呼吸。下蹲时用口呼气，起身时吸气。

❾ 重复5次为一组，每次可做1~2组。

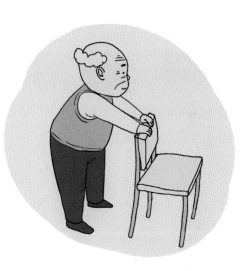

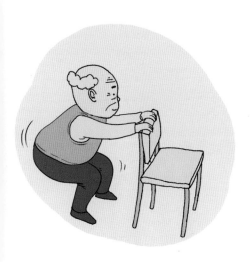

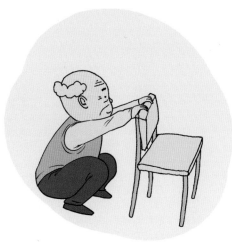

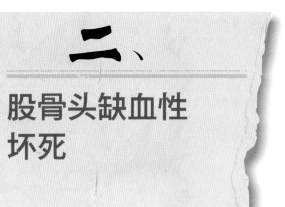

二、

股骨头缺血性坏死

股骨头缺血性坏死是由不同原因致股骨头部分或完全性缺血、骨细胞变性、骨髓造血细胞及脂肪细胞等活性组织坏死的病理过程，属骨科常见病。股骨头坏死病变毕竟局限，累及个别关节，可以减轻、消退和自愈，即便严重，最后还可以通过人工髋关节置换补救，患者仍能恢复步行能力。

股骨头缺血性坏死患者日常调理要点

1. 休息、限制负重

适用于各期患者，可减轻对股骨头的压力，尤其是在早期怀疑股骨头坏死的患者，在X线没有明显改变时，采用各种方式减轻负重以降低关节压力的方法有一定的疗效，其目的是观察和保护性负重。另外，早期股骨头未塌陷时避免负重是预防塌陷的有力措施。绝大多数病例一旦病程启动，将不可逆转地在3~5年进展为股骨头塌陷。股骨头坏死，骨质生物力学性能发生变化，不能像正常时能够承受远大于自身体重的力量，甚至不能承受自身体重的力量，这时一负重便可导致塌陷。故早期休息、限制负重非常重要。

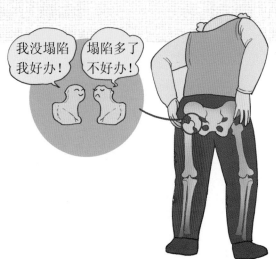

2.早期患者注意事项

早期患者可于患处应用活血化瘀中药热敷，并做推拿按摩，以促进局部血液循环，缓解关节周围肌肉痉挛，防止肌肉萎缩。

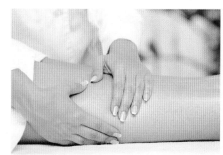

3.限制饮酒

尽量不要养成长期大量饮酒的毛病，应改掉长期酗酒的不良习惯或戒酒，脱离致病因素的接触环境，清除酒精的化学毒性，防止组织吸收。

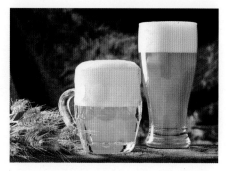

4.饮食注意

不吃辣椒，不吃激素类药物，注意增加钙的摄入量，食用新鲜蔬菜和水果，多晒太阳。要适当控制自己的体重，避免摄入过多高脂肪、高热量食物，以免过胖。

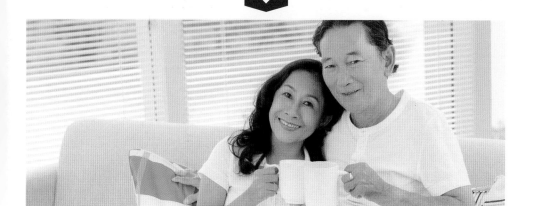

中医药膳调理股骨头缺血性坏死

　　中医中药对股骨头缺血性坏死的治疗，着重于股骨头坏死的早期，特别是在股骨头形态改变前，即塌陷前有明显的疗效，不仅能有效地缓解症状，恢复功能，而且X线上能显示骨修复的征象。中医药膳调理股骨头缺血性坏死也要辨证施膳。

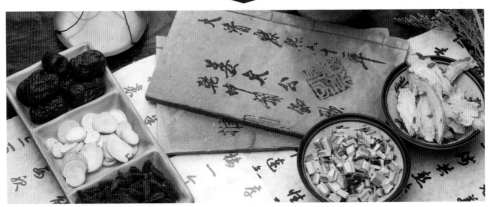

① **气滞血瘀型**
　　宜选用活血行气、舒筋通络的中药材，如丹参、当归、红花、川芎、陈皮、郁金、延胡索、香附、牛膝、鸡血藤、透骨草等。

② **寒湿阻络型**
　　宜选用疏风散寒、温经通络的中药材，如麻黄、黄柏等。

④ **痰热阻络型**
　　宜选用清热利湿、化痰通络的中药材，如黄柏、黄芩、石菖蒲、陈皮、牡丹皮、汉防己、知母、金银花、蒲公英等。

③ **脾肾阳虚型**
　　宜选用补益脾肾、温经通络的中药材。

⑤ **肝肾阴亏型**
　　宜选用补益肝肾、养血通络的中药材，如生地、熟地、龟甲、枸杞子、当归、阿胶、何何首乌、鸡血藤、白芍、山茱萸等。

药膳、药茶推荐

生地木棉花瘦肉汤

原料： 瘦肉块220克，青皮、生地、木棉花各少许
调料： 盐、鸡粉各2克，料酒6毫升

制作方法：

1.锅中注水烧热，倒入洗净的瘦肉块，淋入少许料酒，汆去血渍，捞出待用。

2.砂锅中注水烧开，倒入备好的青皮、生地、木棉花，大火略煮。

3.放入汆过水的瘦肉块，淋入少许料酒，盖上盖，大火烧开后转小火煮约35分钟。

4.揭盖，加入少许盐、鸡粉，拌匀，转中火略煮，至汤汁入味即可。

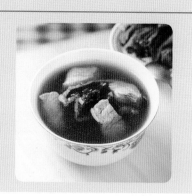

桑葚茯苓粥

原料： 水发大米160克，茯苓40克，桑葚干少许
调料： 白糖适量

制作方法：

1.砂锅中注水烧热，倒入备好的茯苓。

2.撒上洗净的桑葚干，放入洗好的大米。

3.盖盖，大火烧开后改小火煮约50分钟，至米粒变软。

4.揭盖，加入白糖，搅拌匀，略煮一会儿，至糖溶化。

5.关火后盛出煮好的茯苓粥，装在小碗中即可。

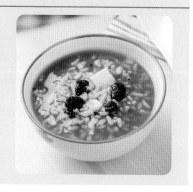

党参粥

原料： 水发大米120克，党参15克
调料： 红糖20克

制作方法：

1.砂锅中注水烧热，倒入党参、大米，搅拌均匀。

2.盖上盖，烧开后用小火煮约40分钟，至食材熟透。

3.揭开盖，搅拌几下，加入红糖拌匀，煮至红糖溶化。

4.关火后盛出煮好的粥即可。

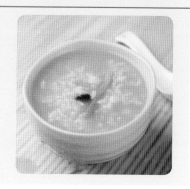

茵陈炖鸡

原料： 鸡腿肉300克，茵陈5克，豆苗5克，葱段、姜片各少许

调料： 盐3克，鸡粉2克，料酒5毫升，生抽3毫升

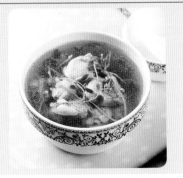

制作方法：

1.锅中注入水烧开，倒入鸡腿肉，汆去血水，捞出。

2.砂锅注入清水烧热，倒入茵陈，大火煮20分钟。

3.将药材捞干净，放入鸡腿肉、葱段、姜片，淋入料酒，盖上锅盖，烧开后转小火煮1小时。

4.揭开锅盖，加入少许盐、鸡粉，放入备好的豆苗，淋入生抽，搅拌匀。

5.关火后将炖煮好的菜肴盛出，装入碗中即可。

生地鸭蛋炖肉

原料： 瘦肉150克，熟鸭蛋1个，生地20克，姜片少许

调料： 盐2克，料酒适量

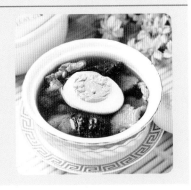

制作方法：

1.洗净的瘦肉切片；去壳的熟鸭蛋对半切开。

2.锅中注水烧开，倒入瘦肉，汆煮片刻，捞出。

3.砂锅中注入清水，倒入生地，加盖，中火煮15分钟.

4.倒入瘦肉、鸭蛋，加盖，小火炖30分钟至食材熟软。

5.揭盖，加入料酒、盐，拌匀，将炖好的菜肴盛出装入盘中即可。

蒲公英金银花茶

原料： 蒲公英5克，金银花7克

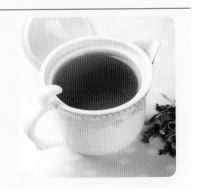

制作方法：

1.砂锅中注水烧开，倒入洗净的蒲公英、金银花，搅拌匀。

2.盖上盖，烧开后用小火煮约10分钟，至药材析出有效成分。

3.关火后揭盖，盛出煮好的药茶，滤入茶杯中，趁热饮用即可。

股骨头缺血性坏死康复运动

股骨头坏死以后，此处缺血呈囊性改变，就像蜂房一样，如因站立位或行走锻炼，身体对局部压力就可导致骨头变形或者塌陷，给治疗增加了困难，容易导致预后不良，所以必须做好不负重的功能锻炼。功能锻炼方法应该注意以下肢微热、不疲劳为度，每次时间因人而异，每天早晚进行锻炼，自动活动为主，被动活动为辅。动作由小到大，由慢到快，循序渐进，贵在坚持。

1.蹬车活动法

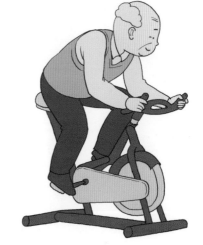

❶ 稳坐于特制自行车运动器械上。

❷ 如蹬自行车行驶一样，速度逐渐加快。

❸ 活动10~20分钟。

2.后伸法

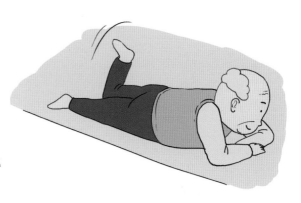

❶ 俯卧位，双下肢伸直。

❷ 双手置体侧（也可环于胸前）。

❸ 患肢后伸活动5~10分钟。

❹ 幅度次数逐渐增加，可单腿，也可双腿。

3.内外旋转法

❶ 仰卧位，双下肢伸直，双足与肩等宽。

❷ 以双足跟为轴心，双足尖及下肢作内旋、外旋。

❸ 活动5~10分钟，以功能受限严重一侧为主。

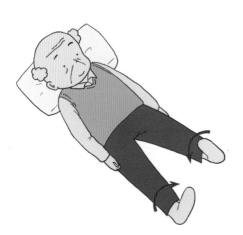
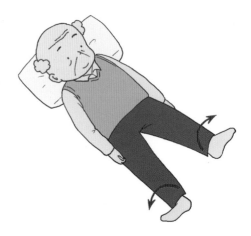

4.下肢垫高法

对于股骨头坏死后期患者，可能由于长期卧床，患者下肢容易出现肿胀，此法可有效缓解。

❶ 患者仰卧在床上，将适当高度的棉被放在小腿下。

❷ 抬高小腿放在上面，保持膝关节放松。

❸ 咬住牙，舌抵上腭。

❹ 吸气，提肛。

❺ 呼气，全身放松。

❻ 反复练习。

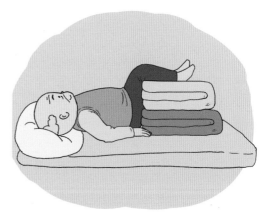

5. 仰卧靠墙法

❶ 患者仰卧在床上。

❷ 用臀部顶住墙。

❸ 下肢与身体呈90°，脚底朝上。

❹ 脚尖先朝外绷直，然后放松，向内收起，再还原到朝外绷直。

❺ 脚尖外绷和内收时用鼻子吸气，脚踝放松时呼气。

❻ 一绷一收为1次，10次为一组。

❼ 每次可以做1~3组。

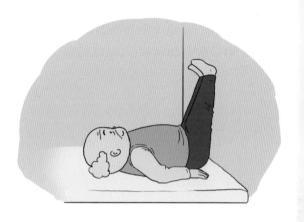

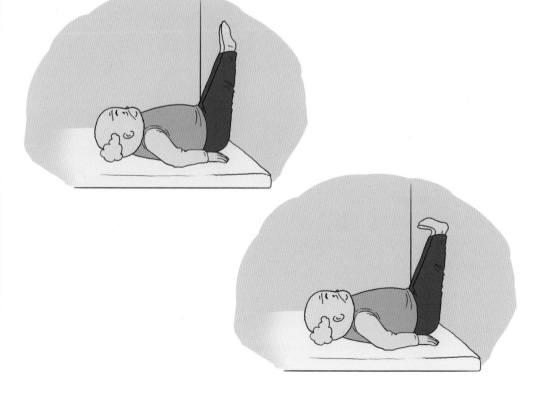

三、

膝关节骨性关节炎

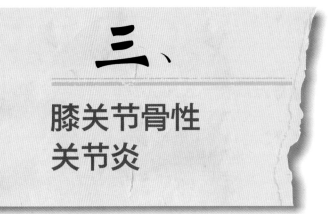

骨性关节炎是一种全身退行性骨关节病，主要表现为关节软骨的损伤退变以及软骨下骨的暴露，其病理改变表现为软骨破坏，骨质增生，可以分为原发性骨性关节炎和继发性骨性关节炎。其症状包括疼痛、晨僵、肿胀、畸形；体征包括压痛、骨骼膨大、摩擦感、功能受限、远端指间关节纤维关节囊小的黏液样变性组织突出，然后骨化。

膝关节骨性关节炎患者日常调理要点

❶ 要保暖防寒，夏天最好不要被雨淋，冬天外出带护膝。

❷ 尽量在平地上行走，少爬山或不爬山，非得上下楼梯时，最好用手扶着栏杆，以减少压力。

❸ 注意走路和劳动姿势，避免长时间下蹲、久站，不要拖着腿走路和劳动。

❹ 应穿鞋底稍厚、软而有弹性的鞋，女士不要穿高跟鞋。

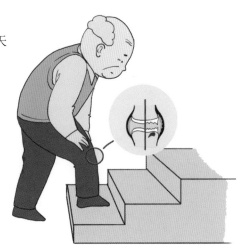

❺ 既要避免过量运动，又要适当进行功能锻炼。游泳和散步是最好的运动，其次仰卧起坐、俯卧撑，绷腿的运动也不错。

❻ 日常生活中要注意营养合理，食物尽量多样化，主食粗细粮搭配，以保证营养平衡。

❼ 多吃高蛋白、多维生素、低动物脂肪、易消化的食物及新鲜水果、蔬菜。

❽ 不吃变质或刺激性的东西，少吃熏、烤、腌泡、油炸、过咸的食品。

中医药膳调理膝关节骨性关节炎

膝关节骨性关节炎好发于中老年人，多为肝肾不足、气血亏虚，血不养筋，因此中医药膳调理也要对症施膳，才能达到良好的效果。

1 肾虚髓亏型

宜选用补肾填精的中药材，如熟地、茱萸肉、牡丹皮、山药、茯苓、泽泻、知母、何首乌、玄参、枸杞子、怀牛膝、天冬、女贞子等。

2 阳虚寒凝型

宜选用温补肾阳、通络散寒的中药材，如地黄、山药、山茱萸（酒炙）、茯苓、牡丹皮、泽泻、桂枝、附子、牛膝、车前子、枸杞子、杜仲、仙茅、巴戟天、肉苁蓉、桑寄生等。

3 风寒湿痹型

宜选用祛风除湿的中药材，如防风、桂枝、苍术、牛膝、当归、独活、泽泻、木瓜、薏米等。

4 肝肾亏虚型

宜选用补肝益肾的中药材，如杜仲、枸杞子、骨碎补、狗脊、鹿衔草、淫羊藿、熟地、菟丝子等。

药膳、药茶推荐

巴戟杜仲健肾汤

原料： 巴戟天、杜仲、怀山药、茯苓、枸杞子、黑豆各适量，排骨块200克

调料： 盐2克

制作方法：

1. 将杜仲、巴戟天、茯苓装入隔渣袋，系好袋口。
2. 锅中注水烧开，放入排骨块，余煮片刻，捞出沥干水分，装入盘中待用。
3. 砂锅中注水，倒入排骨块、怀山药、杜仲、巴戟天、茯苓、黑豆，拌匀。
4. 加盖，大火煮开转小火煮100分钟。
5. 揭盖，放入枸杞子，拌匀，续煮20分钟至枸杞子熟。
6. 揭盖，加入盐，稍稍搅拌至入味，关火后盛出，装入碗中即可。

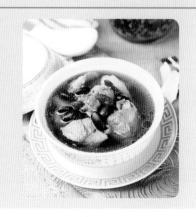

熟地炖甲鱼

原料： 甲鱼块300克，熟地8克，枸杞子5克，姜片少许
调料： 料酒7毫升，盐2克，鸡粉2克

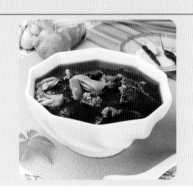

制作方法：

1.锅中注入适量清水，大火烧开，倒入甲鱼块，搅匀，汆煮去血水，捞出待用。

2.砂锅中注入适量清水，大火烧开，倒入甲鱼块、枸杞子、姜片、熟地，搅拌匀。

3.淋入料酒，搅拌片刻，烧开后转小火炖20分钟。

4.掀开锅盖，加入盐、鸡粉，搅匀调味，盛出装入碗中即可。

泽泻蒸冬瓜

原料： 泽泻8克，冬瓜400克，姜片、葱段、枸杞子各少许
调料： 鸡粉2克，料酒4毫升

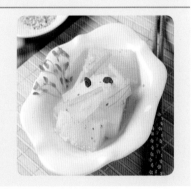

制作方法：

1.洗净去皮的冬瓜切成片待用。

2.取一个蒸碗，放入冬瓜、泽泻、姜片、葱段。

3.放入鸡粉，淋入少许料酒，搅拌匀，放入蒸盘。

4.蒸锅上火烧开，放入蒸碗，大火蒸20分钟。

5.掀开锅盖，将蒸碗取出，撒上枸杞子即可。

枳实白术茶

原料： 枳实10克，白术15克

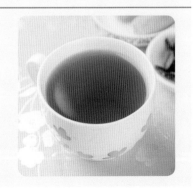

制作方法：

1.砂锅中注入水烧热，倒入备好的枳实、白术。

2.盖上盖，煮开后转小火煮30分钟至其析出有效成分。

3.揭开盖，搅拌均匀。

4.关火后盛出药茶，滤入杯中即可。

穴位按摩缓解膝关节骨性关节炎

犊鼻穴

●取穴：屈膝，位于膝部，髌骨与髌韧带外侧凹陷中。

●按摩：用掌跟推揉或用拇指捏揉犊鼻穴5分钟。

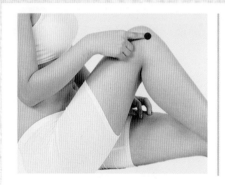
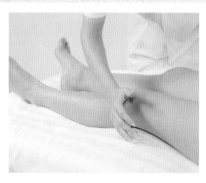

足三里穴

●取穴：位于小腿前外侧，当犊鼻下3寸，距胫骨前缘1横指（中指）。

●按摩：将拇指指腹放于足三里穴上，用力压按3分钟。

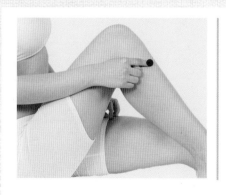
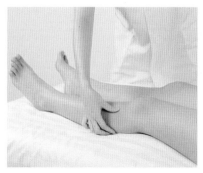

膝阳关穴

● 取穴：位于膝外侧，当阳陵泉穴上 3寸，股骨外上髁上方的凹陷处。

● 按摩：将拇指指腹放于膝阳关穴 上，用力压揉3分钟。

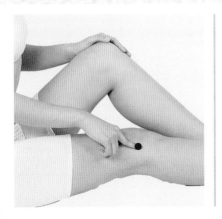 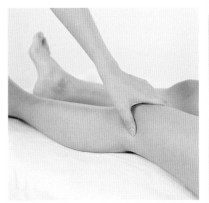

阳陵泉穴

● 取穴：位于小腿外侧，当腓骨头前 下方凹陷处。

● 按摩：将拇指指腹放于阳陵泉穴 上，用力压揉3分钟。

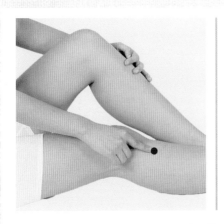 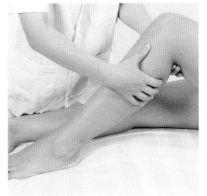

委中穴

●取穴：位于腘横纹中点，当股二头肌腱与半腱肌肌腱的中间。

●按摩：将拇指指腹放于委中穴上，由轻渐重按揉3分钟。

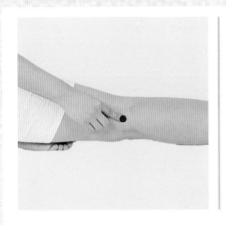 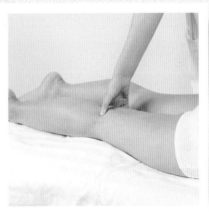

承山穴

●取穴：位于小腿后面正中，当足跟上提时腓肠肌肌腹下出现的尖角凹陷处。

●按摩：将拇指指腹放于承山穴上，用力压揉3分钟。

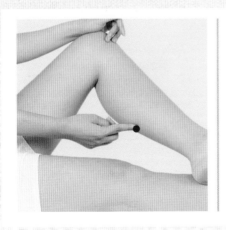 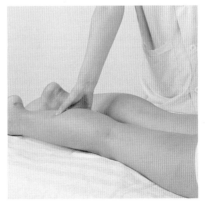

膝关节骨性关节炎康复运动

对于膝关节骨性关节炎患者而言，无论是采用保守治疗、针刀微创治疗、关节镜治疗，还是开放性手术治疗，都不可忽视膝关节运动疗法的作用。可以说，膝关节骨性关节炎患者的远期疗效如何，与运动疗法的运用与否直接相关。

1. 直腿抬高

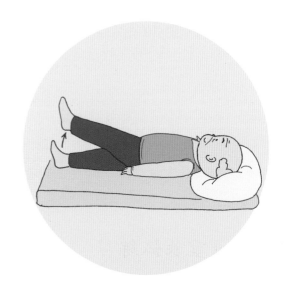

❶ 患者仰卧，患膝伸直抬高30厘米并维持此体位，至坚持不住放下为1次。

❷ 每组10~15次，每天2组。

❸ 至能坚持1分钟，转入下一步。

2. 负重直腿抬高

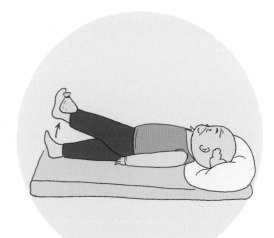

❶ 患者仰卧，患膝伸直抬高30厘米并维持此体位。

❷ 在抬起肢体足背上负担一定重量。

❸ 从1千克开始，逐步增加到5千克。

❹ 若能坚持1分钟，转入下一步。

3.负重短弧练习

❶ 坐于床上，膝下垫一枕，屈膝30°。

❷ 患足负重从5千克逐渐增加10千克。

❸ 做抬腿伸直练习。

❹ 维持1分钟，转入最后一步。

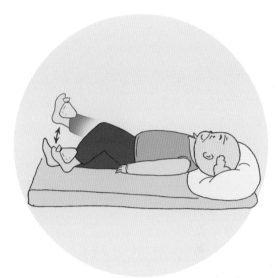

4.负重长弧练习

❶ 患者坐于凳上，屈膝90°。

❷ 足背负重从10千克逐渐增加至20千克（根据患者身体情况，可将重物换成橡皮筋或弹力带）。

❸ 练习负重抬腿伸直。

❹ 如果能维持达到1分钟，则达成目标。

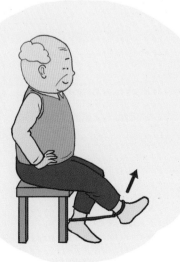

四、
膝关节滑膜炎

膝关节滑膜炎是一种无菌性炎症，是由于膝关节扭伤和多种关节内损伤而引起的。滑膜的形态改变会侵袭膝关节软骨，不及时治疗会导致膝关节骨性关节炎，存在很大的致残隐患。老年人多发滑膜炎，主要是因软骨退变与骨质增生产生的机械性生物化学性刺激，继发滑膜水肿、渗出和积液等。有时也可因单纯膝关节滑膜损伤或长期慢性膝关节劳损所致。

膝关节滑膜炎患者日常调理要点

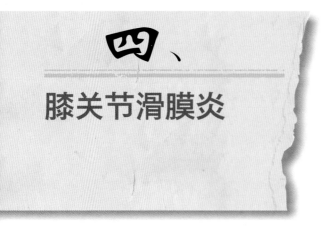

❶膝关节滑膜炎急性期以静为主，适当活动为好。应将膝关节固定于伸直位2周，卧床休息，抬高患肢，并禁止负重，以减轻症状。但不能长期固定，以免肌肉萎缩。

❷慢性期以动为主，静为辅，可以行走，但要适当休息。

❸饮食的酸碱平衡对于滑膜炎的治疗及并发症的防治是十分重要的一个环节。要避免酸性物质摄入过量，加剧酸性体质；要多吃富含动物有机活性碱的食品，少吃肉类，多吃蔬菜。

❹保持好心情，不要有过大的心理压力，压力太重会导致体内酸性物质的沉积。适当的调节心情和本身压力可以保持弱碱性体质，从而防止滑膜炎的发生。

中医药膳调理膝关节滑膜炎

中医调理膝关节滑膜炎可用外用药——活筋正骨膏，药膏可透入皮肤产生消炎、止痛、活血化瘀、通经走络、开窍透骨、祛风散寒等效果，刺激神经末梢，通过反射，扩张血管，促进局部血液循环，改善周围组织营养，达到消肿、消炎和镇痛的目的。因微循环畅通，滑囊内积水就可循环消失，滑囊分泌也就重归于产生和吸收动态平衡，因此关节肿胀也就可以康复。而通过药膳调理对症施膳，也能达到一定的食疗效果。

1 气滞血瘀证

宜选用活血化瘀、消肿止痛的中药材，如丹参、当归、红花、川芎、陈皮、郁金、延胡索、香附、牛膝等。

2 脾肾不足证

宜选用健脾温肾的中药材，如黄芪、酸枣仁、枸杞子、茯苓、甘草、生地、山药、菟丝子、白扁豆等。

3 风寒湿阻证

宜选用祛风除湿、散寒的中药材，如续断、人参、当归、川芎、白芍、杜仲、川牛膝、桂心、川独活、防风、生姜、大枣、麻黄、黄柏等。

药膳、药茶推荐

酸枣仁枸杞子筒骨汤

原料： 酸枣仁、枸杞子、沙参、玉竹、怀山药各适量，筒骨200克

调料： 盐2克

制作方法：

1.酸枣仁、沙参、玉竹、怀山药装入隔渣袋里。

2.沸水锅中放入洗净的筒骨，汆煮一会儿，捞出沥干水分，装盘待用。

3.砂锅注入1000毫升清水，倒入筒骨、隔渣袋，用大火煮开后转小火续煮100分钟。

4.倒入枸杞子，搅匀，煮20分钟至枸杞子熟软。

5.加入盐，搅匀调味，关火后盛出煮好的汤，装碗即可。

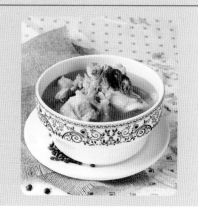

当归何首乌红枣汤

原料: 红枣20克，当归15克，何首乌15克，去壳熟鸡蛋2个

调料: 盐、鸡粉各2克

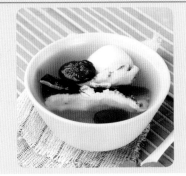

制作方法:

1.砂锅中注入适量清水，大火烧开，倒入洗净的红枣、何首乌、当归，搅拌匀。

2.盖上锅盖，大火煮开后转小火煮1小时至析出有效成分。

3.掀开锅盖，倒入熟鸡蛋，续煮半个小时至熟。

4.掀开锅盖，加入盐、鸡粉，搅拌片刻至入味。

5.将煮好的汤盛出装入碗中即可。

菟丝子粥

原料: 水发大米150克，菟丝子12克

调料: 白糖适量

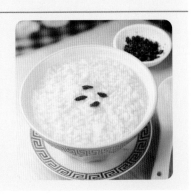

制作方法:

1.砂锅中注水烧热，倒入备好的菟丝子。

2.盖上盖，用小火煮约30分钟，至其析出有效成分。

3.揭盖，捞出药材，再倒入洗净的大米，搅拌匀。

4.盖上盖，烧开后用小火煮约40分钟，至大米熟透。

5.揭盖，加入少许白糖，拌匀，煮至溶化。

6.关火后盛出煮好的米粥，装入碗中即成。

枸杞子木耳乌鸡汤

原料: 乌鸡400克，木耳40克，枸杞子10克，姜片少许

调料: 盐3克

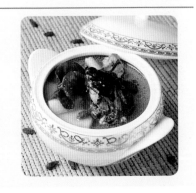

制作方法:

1.锅中注入适量的清水大火烧开，倒入备好的乌鸡，搅拌余去血沫。

2.将乌鸡捞出，沥干水分待用。

3.砂锅中注入适量的清水大火烧热，倒入乌鸡、木耳、枸杞子、姜片，搅拌匀。

4.盖上锅盖，煮开后转小火煮2小时至熟透。

5.掀开锅盖，加入少许盐，搅拌片刻即可。

山楂决明菊花茶

原料： 菊花25克，干山楂25克，熟决明子30克
调料： 蜂蜜25克

制作方法：

1.将菊花清洗后捞出，沥干水分，装入盘中备用。
2.砂锅中注水烧开，倒入备好的干山楂、菊花、熟决明子，拌匀。
3.加盖，大火煮5分钟至析出有效成分。
4.关火后闷5分钟，揭盖，盛出煮好的茶，装入杯中，加入蜂蜜即可。

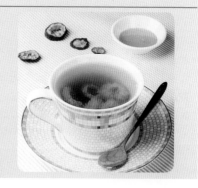

柴胡黄芩茶

原料： 柴胡5克，黄芩3克，大黄1克

制作方法：

1.砂锅中注水烧开，放入备好的药材，轻轻搅拌匀。
2.盖上盖，煮沸后用小火煮约20分钟，至其析出有效成分。
3.揭盖，转中火略煮片刻，关火后盛出煮好的药茶。
4.滤取茶汁，装入茶杯中，趁热饮用即可。

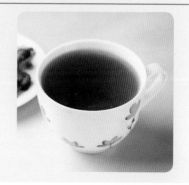

葛根桑叶茶

原料： 葛根20克，桑叶8克

制作方法：

1.砂锅中注水烧热，倒入备好的桑叶、葛根。
2.盖上盖，烧开后用小火煮约20分钟。
3.揭开盖，搅拌匀。
4.关火后盛出药茶，滤入杯中即可。

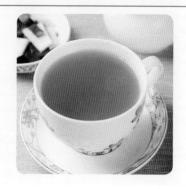

穴位按摩缓解膝关节滑膜炎

通过按摩手法按摩膝关节部位，能促进血液循环，祛瘀消肿，还能缓解疼痛。除了以下穴位之外，可根据疼痛的部位找到阿是穴做适当按摩。若因感风寒湿之邪所致，可加按风池、风府穴。

血海穴

●取穴：位于大腿内侧，髌底内侧端上2寸，股四头肌内侧头的隆起处。

●按摩：用拇指点按或用手掌顺时针轻摩血海穴30次，再逆时针轻摩30次。

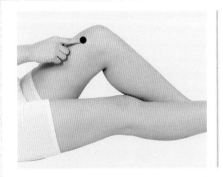
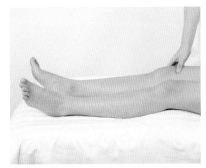

鹤顶穴

●取穴：位于膝上部，髌底的中点上方凹陷处。

●按摩：用拇指掐按鹤顶穴5分钟。

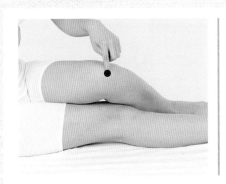
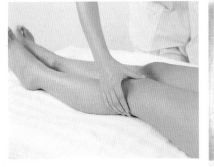

梁丘穴

●取穴：位于大腿前面，当髂前上棘与
髌底外侧端的连线上，髌底上2寸。

●按摩：用拇指掐按梁丘穴5分钟。

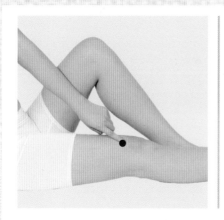 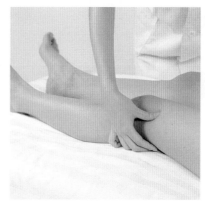

犊鼻穴

●取穴：屈膝，位于膝部，髌骨与髌
韧带外侧凹陷中。

●按摩：用掌跟推按犊鼻穴5分钟。

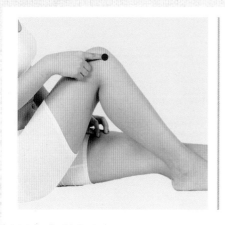 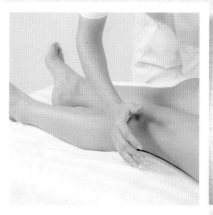

膝关节滑膜炎康复运动

在慢性膝关节滑膜炎的治疗中，进行股四头肌的锻炼十分重要。若在制动休息期间不进行股四头肌锻炼，必然出现股四头肌萎缩。当关节好转后再去负重，萎缩的股四头肌没有足够肌力维持膝关节稳定性，极易引起再损伤和滑膜渗出，构成"损伤—滑膜渗出—休息—股四头肌萎缩—再损伤"的恶性循环。因此康复运动的目的就是增加股四头肌的力量，防止肌肉萎缩，加强髌骨的稳定性，改善肌肉、筋膜、髌骨骨膜及髌骨的血液供应。

1. 腿拉伸运动

腿拉伸运动能有效放松大腿肌肉，拉大膝关节腔隙，主要用于运动后整理放松，也可以作为膝关节韧带的松解。恢复期可经常做此拉伸运动。

❶ 站立，患腿横放在铁栅栏的空挡处，使脚固定。

❷ 另一条腿支撑身体，然后上体向健侧倾斜。

❸ 重心向健侧，对患侧腿进行缓慢拉伸。

❹ 保持脚踝紧张，而膝关节、髋关节和大腿肌肉要放松。

❺ 该运动目的是为了使膝关节腔拉开，韧带拉长。

❻ 做完后甩甩腿活动一会儿。

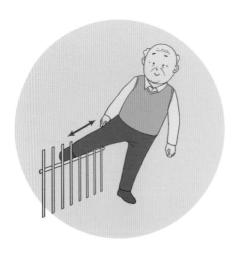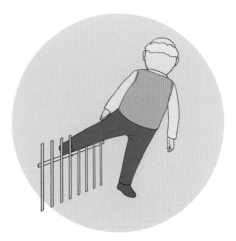

2. 站立脚勾绷运动

脚勾绷运动是最简单的增强股四头肌力量的训练，简单实用。

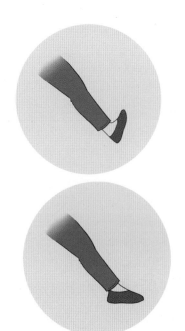

❶ 站立位，直腿收紧股四头肌。
❷ 做绷脚和勾脚运动。
❸ 连续做到疲劳为止。

3. 仰卧勾脚

如果患者肌肉力量过弱，也可做仰卧勾脚运动，通过抬腿勾脚的动作，来锻炼股四头肌，待有一定活动能力后，再进行站立位锻炼。

❶ 患者仰卧，平躺，直腿收紧股四头肌。
❷ 将患肢向上抬起，注意勾起脚背，感受股四头肌的紧绷感。
❸ 保持健侧腿伸直。
❹ 如果是双腿都有疼痛，则相互交叉练习。
❺ 连续做到疲劳为止。

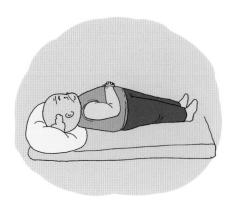 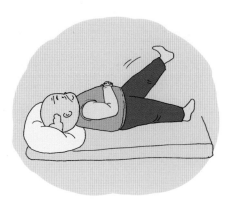

五、膝关节半月板损伤

膝关节半月板损伤是一种以膝关节局限性疼痛，部分患者有打软腿或膝关节交锁现象，股四头肌萎缩，膝关节间隙固定的局限性压痛为主要表现的疾病。多由扭转外力引起。老年人的半月板因退行性而变薄、弹性变差，边缘往往又粘连，活动性差，因此比较容易受到水平撕裂或磨损。

膝关节半月板损伤患者日常调理要点

❶急性损伤患者时常呻吟不止、烦躁不安，呈强迫性体位。家属要协助医生选择合适支具，让患者保持舒适体位。

❷做好生活护理。患者常因疼痛而寝食不安，应主动协助患者进食、洗漱等。行皮牵引或石膏固定，要妥善安置体位，使患者能起卧舒适而又不影响制动。

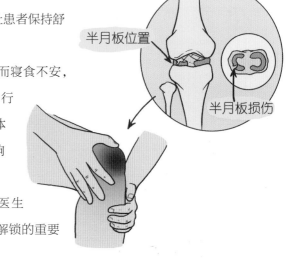

半月板位置

半月板损伤

❸如发生膝关节交锁，要协助医生做膝关节局麻下解锁，告知患者解锁的重要性，患者要给予主动配合。

❹正确掌握扶拐下地时机，患者扶拐下地行走的标准：①股四头肌肌力增强，能直腿抬高10分钟，并缓慢落下。②关节腔无积液、不肿胀，切口愈合良好。③独自站立不眩晕。④能熟练掌握持拐步行顺序，身体稍向前倾，拐—健腿—患腿—拐。⑤能正确用拐。

❺半月板损伤多为急性暴力损伤，针对好发人群，应加强下肢及肌肉锻炼，使之强健以对抗外界暴力，减缓半月板的承重力。对于长期劳损者，应注意劳逸结合，适当锻炼，以减少半月板的劳损程度。

按摩缓解膝关节半月板损伤

以膝关节内侧半月板损伤为例：

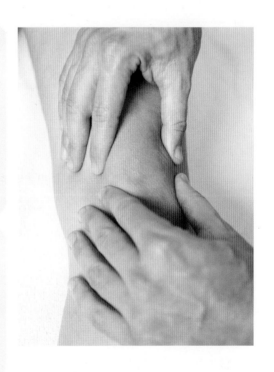

1. 仰卧位

患者下肢伸直（若不能伸直可在腘窝处垫一枕头，使关节保持半屈曲位以减轻刺激)，在大腿前侧用滚法从大腿根部到膝关节反复操作，揉摩髌骨下缘，待症状略有缓解后弹拨髌骨旁韧带。

2. 左仰卧位

左下肢屈曲，在左下肢内侧从大腿根部到膝关节内侧用轻柔的滚法、揉法操作，在左膝关节内侧关节间隙处用轻揉法操作，以局部酸胀为度。

3. 俯卧位

从大腿根部到小腿用滚法操作。重点在腘窝处，待疼痛缓解后配合小腿的屈伸活动。

以上方法每天1次，每次15~20分钟，按摩手法宜轻柔，严重者请咨询医生。按摩后配合膝关节的热敷，热水浸洗患肢10~20分钟。

膝关节半月板损伤康复运动

1. 侧卧抬膝盖

❶ 双脚并拢，膝盖弯曲90°，侧卧。

❷ 将上面一条腿的膝盖缓慢向上举起，直到两腿膝盖分离一掌宽。

❸ 保持一段时间，缓慢放下。

❹ 注意脚不要动，也不要把臀部翻倒平躺。

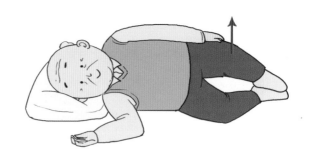

2. 顶揉膝关节运动

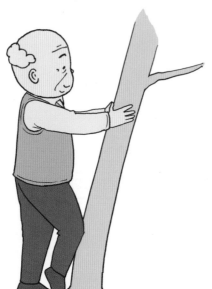

顶揉膝关节运动是利用柱子、树干对膝关节进行按摩，对减轻膝关节疼痛有帮助。

❶ 手扶树干（或柱子）。

❷ 患者足跟抬起，足尖着地，膝关节微屈。

❸ 以膝关节疼痛部位轻轻撞击树干。

❹ 同时加些旋转顶揉动作。

3. 小腿过膝运动

小腿过膝运动是股四头肌放松的练习，每次锻炼之后，最好选做这个练习，可以缓解疲劳。

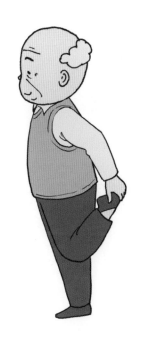

❶ 一条腿站立，另一条腿向后屈，足跟贴近臀部。

❷ 同侧手扳住足跟，拉伸大腿前侧肌肉。

❸ 可扶住桌子和椅子做动作，并稍停一会儿，重复做10次。

❹ 一手握足，一手扶稳，防止重心不稳摔倒。

$\mathbf{T}$ips 温馨提示

●术后关节内积血及慢性滑膜炎是半月板切除术后最常见的并发症。严重的关节内积血应该进行抽吸，只留下少量的血液时可让其自行吸收。如果术后膝关节活动太早，肢体肌肉重新获得足够的紧张性，关节内积血将持续存在，则可导致慢性滑膜炎。膝关节抽吸、制动和消除负重、强调等长锻炼可促进慢性滑膜炎恢复。半月板全切除早期的手术效果明显，术后临床症状即可消失，但由于丧失了半月板的功能，易发生骨性关节炎，这是造成远期效果差的原因。半月板部分切除成形术的部分患者，早期行走时仍有轻度的弹响或交锁现象，可能是切除后保留的半月板内缘修整不够平滑，切缘斜面厚薄不均，形成"阶梯"所致，但患者通过半年至1年的磨合，症状会逐渐消失。

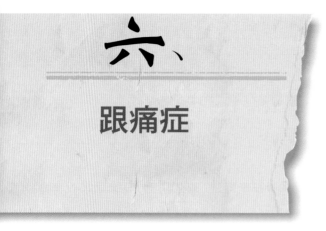

六、

跟痛症

跟痛症是由多种慢性疾患所致跟部跖面（即脚后跟）疼痛，其与劳损和退化有密切关系。常见的病因有足跟纤维脂肪垫炎、跖筋膜炎、跟骨骨刺等。临床表现主要为足跟跖面疼痛、肿胀和压痛，走路时加重。本病多发生于中年以后的肥胖者，男性发生率高，一侧或两侧同时发病。大多数为慢性起病，常同时有风湿性关节炎或类风湿关节炎、骨性关节炎等。

跟痛症患者日常调理要点

1. 减少运动

以足为主的剧烈运动，如跑、跳等是诱发足跟痛的重要原因，因此要减少剧烈运动。不经常运动者，进行较剧烈的活动时要注意循序渐进。

2. 鞋垫适宜

老年人应选择软底、宽松的鞋子，减少足底与鞋子的摩擦。厚软的鞋垫可以缓冲足与鞋之间的摩擦，减轻足跟疼痛。

3. 减少挤压

若要参加较长距离行走（如旅游、爬山）等，最好穿软底且弹性较好的运动鞋；若不具备，可加厚鞋垫，以减少挤压。

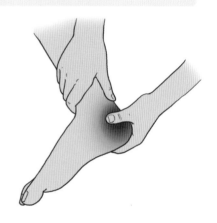

4. 跖屈运动

跖屈是足趾向足底方向活动，使足背皮肤紧张，典型的跖屈运动是芭蕾舞演员演出时用足尖站立时的姿势。足跖屈时使跖筋膜放松，张力减少，可以缓解骨刺对周围组织的刺激与损伤，有利于无菌性炎症的消退，从而预防和减轻疼痛。

穴位按摩缓解跟痛症

按摩缓解跟痛症以理气和血、消肿止痛为主。按摩穴位前，患者要先让患足作背屈固定，使跟腱紧张，再手握空拳，用小鱼际部叩打跟下，能促进局部血液流通。再对阴陵泉、三阴交、太溪、照海等穴位及阿是穴进行掐按或点按，能有效缓解跟痛症引起的疼痛症状。

阴陵泉穴

● 取穴：位于小腿内侧，胫骨内侧髁后下方凹陷处。

● 按摩将拇指指腹按压在阴陵泉穴上，按揉1~3分钟，力度宜重。

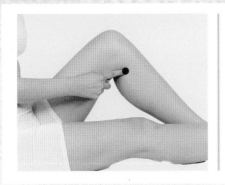
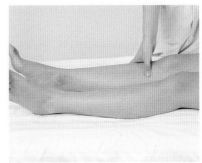

三阴交穴

● 取穴：位于小腿内侧，足内踝尖上3寸，胫骨内侧缘后方。

● 按摩：用拇指指腹推按三阴交穴，力度略重，从上往下推200次。

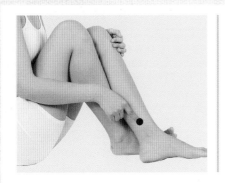
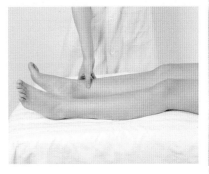

照海穴

●取穴：位于足内侧，内踝尖下方凹陷处。

●按摩：用拇指指腹推按照海穴，力度略重，从上往下推200次。

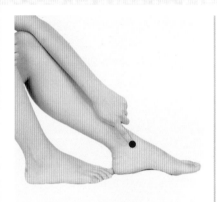
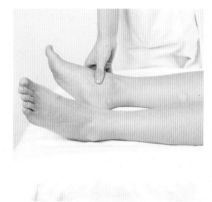

太溪穴

●取穴：位于足内侧，内踝后方，当内踝尖与跟腱之间的凹陷处。

●按摩：用拇指指腹推按太溪穴，力度略重，从上往下推200次。

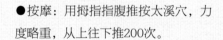

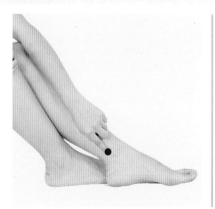
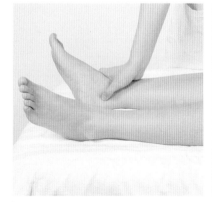

内庭穴

●取穴： 位于足背，当第2、3趾间，趾蹼缘后方赤白肉际处。

●按摩： 用拇指指腹稍用力揉按内庭穴1分钟。

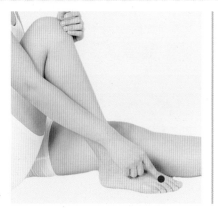
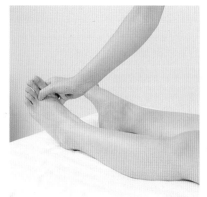

太冲穴

●取穴： 位于足背侧，当第1跖骨间隙的后方凹陷处。

●按摩： 用拇指指尖从上到下垂直按揉太冲穴1～3分钟。

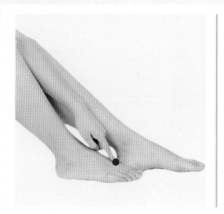
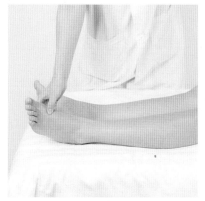

跟痛症康复运动

1. 揉脚趾

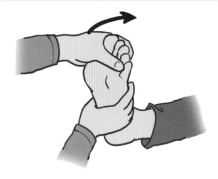

❶ 患者取坐姿或者仰卧，调匀呼吸。

❷ 照护者用一只手握住患者左脚脚跟，另一只手握住患者左脚脚趾。此动作患者自己也可以做，取坐位或半躺。

❸ 做向上、向下的屈伸活动。

❹ 再做顺时针、逆时针的旋转。

❺ 对侧用同样的方法进行。

❻ 做向内的活动。

❼ 再做向外的活动。

❽ 对侧用同样的方法进行。

❾ 反复练习。

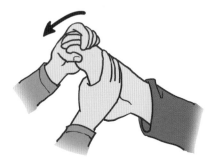

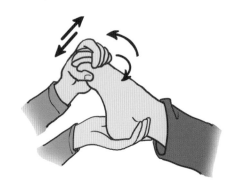

2. 揉脚腕

❶ 患者取坐姿或者仰卧。

❷ 照护者用一只手握住患者左脚脚掌，另一只手握住患者左脚脚趾。

❸ 先做向上的屈伸活动。

❹ 再做向下的屈伸活动。

❺ 对侧用同样的方法进行。

❻ 反复练习。

❼ 做向内的活动。

❽ 再做向外的活动。

❾ 对侧用同样的方法进行。

❿ 反复练习。

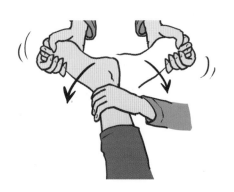

3.站立踮脚

❶ 患者面向墙壁，站稳。

❷ 双臂平行前伸。

❸ 双手扶墙面。

❹ 双脚分开与肩同宽，平行站立。

❺ 身体重心移到前脚掌。

❻ 慢慢抬起脚后跟，稍微停顿一下。

❼ 再将脚后跟慢慢放下，还原。

❽ 重复练习7次为一组，每天可以练习5组左右。

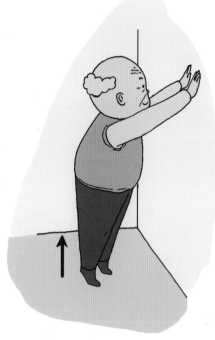

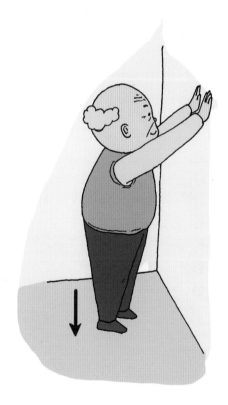

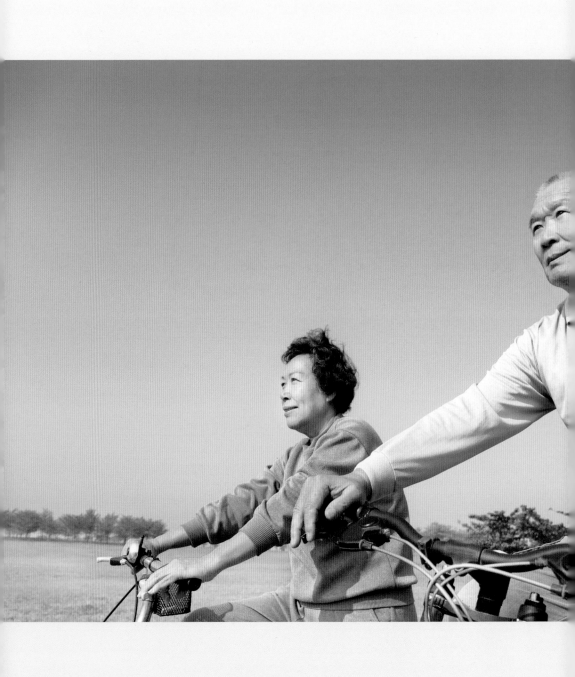

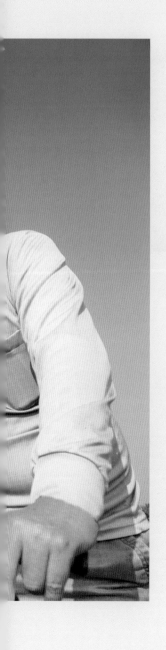

Part 6

多管齐下，不可 一"钙"而论—— 其他骨关节病家庭看护

骨质疏松和类风湿性关节炎都是全身性的疾病，有时只是影响手部关节，有时只影响腰部，有时又只影响腿脚部位。这两种关节疾病给老年人带来的困扰并不少，通常会引发前面章节所提到的多种关节疾病，因此必须要足够重视，不但要做到防患于未然，而且千万不能讳疾忌医，做好充分的治疗、护理工作十分重要。

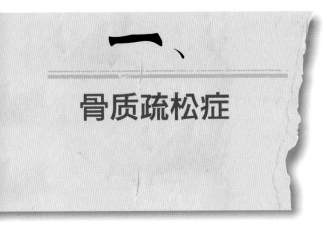

一、骨质疏松症

WHO视骨质疏松症为心血管疾病之后第二大致死的健康问题。骨质疏松症是一种以骨量低下、骨微结构破坏，导致骨脆性增加、易发生骨折为特征的全身性骨病。需要注意分清两个概念，骨质疏松不等同于骨质疏松症，骨质疏松是疾病过程，没有任何症状，当出现骨痛、脆性骨折时称为骨质疏松症。

骨质疏松症患者日常调理要点

在骨质疏松症的防治中，首先要强调非药物治疗，如采用平衡饮食、适当补充钙剂和维生素D、适当的体力活动、戒烟、少饮酒、预防摔倒。其次才是药物治疗。

1. 锻炼可使骨量增加，骨骼负重和肌肉锻炼可获理想效果，包括走路、慢跑和站立的锻炼，同时需摄入足够的钙，如果钙剂在进餐后服，同时喝200毫升液体则吸收较好。补钙剂以每天500~1000毫升为宜。

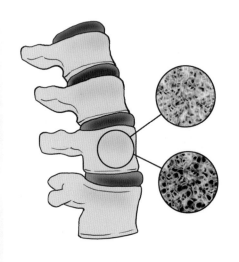

2. 多吃富含钙的食物，如猪骨、紫菜、海带、发菜、黑木耳、黑芝麻、牛奶、虾、螃蟹、龙骨、牡蛎等。

3. 宜多食用碱性食物，如蔬菜类、水果类。

4. 多吃富含维生素D的食物，如鸡蛋、鸡肝、鱼肝油、沙丁鱼、鳡鱼、青鱼、薏米、山楂、鲑鱼、黑芝麻、人参、核桃等。

5. 慎食油厚肥腻的食物，这类食物含有大量的脂肪，一来不容易消化，增加了骨质疏松症患者的消化负担；二来也阻碍了骨质疏松症患者对钙的吸收。此外，猪肝、鸡肝、羊肝含有大量的维生素A，如每100克中猪肝含维生素A4972微克，维生素A有抑制骨细胞发挥功能、刺激破骨细胞形成的作用，长期食用会引起骨质疏松，骨质疏松症患者不宜食用。

6. 慎食过于甜腻、过咸的食物，糖果、巧克力等含糖量极高，糖在人体内代谢会产生大量的丙酮酸和乳酸，这时为了维持体内的酸碱平衡，机体会消耗大量的钙质来中和多余的酸性物质，由此造成大量钙质流失，便会促发或加重骨质疏松。榨菜、咸鱼、腌肉、松花蛋等食物中的盐分很多，会增加钙质的排泄，使钙质流失过多，从而促发或加重骨质疏松。

7. 忌食含咖啡因、茶碱、酒精的食物，如咖啡、可乐、巧克力，会使骨密度降低，使骨质对钙盐的亲和力降低，从而使骨质主动摄取钙质减少，引发骨质疏松或加重骨质疏松的病情。白酒中的酒精浓度很高，酒精可以与机体内的某些物质发生化学反应，从而产生一种可以抑制骨细胞功能的物质，并且白酒属于酸性物质，相当于间接消耗了钙质，从而引发骨质疏松或加重骨质疏松的病情。

Tips 温馨提示

●骨质疏松对人体最大的危害就是骨折，随着年龄的增长或者其他因素的作用，骨折的风险逐渐增大。最多见的是髋骨骨折、桡骨远端骨折及脊柱压缩骨折。桡骨远端骨折常常会引起腕关节处局限性的剧烈疼痛和腕关节明显的畸形，从而导致关节功能受到严重的影响。髋骨骨折在临床上经常表现病情严重，常出现延时愈合或者不愈合，因骨质疏松常预后不良。脊柱椎体压缩骨折出现突发性的腰背剧痛，骨折块有时会压迫相应平面的神经根而出现肢体麻痹、功能障碍，给患者的生活以及家庭带来不便。另外，骨质疏松还会引起驼背、身体缩短以及呼吸系统的疾病。总之，骨质疏松将会给患者带来许多危害，给患者本人带来一定的痛苦，还会给家庭带来经济负担。

按摩调理骨质疏松

患者俯卧，沿腰背部两侧膀胱经上下往返按摩5~6遍，然后按揉大肠俞、秩边等穴；再直擦腰背部两侧膀胱经，横擦腰腹部，均以透热为度；最后拍击腰背部两侧低棘肌，至皮肤微红为止。在按摩的同时再辅以适当的运动，对预防及治疗骨质疏松是极有好处的。

命门穴

●取穴：位于腰部，当后正中线上，第2腰椎棘突下凹陷中。

●按摩：用拿法或拇指点点按命门穴3~5分钟。

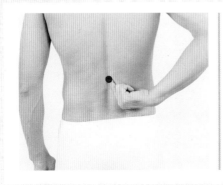
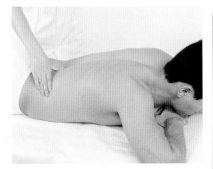

志室穴

●取穴：位于腰部，第2腰椎棘突下，旁开3寸。

●按摩：用拇指指腹按揉志室穴3~5分钟，以皮肤微微发红、发热为度。

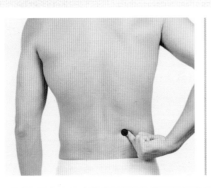
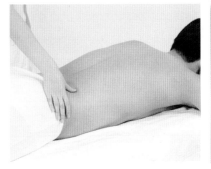

胃俞穴

●取穴：位于背部，当第12胸椎棘突下，旁开1.5寸。

●按摩：用大拇指点按或推按胃俞穴3分钟，力度适中。

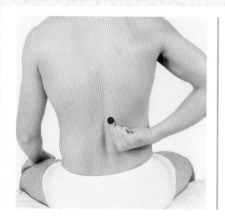
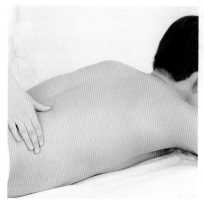

肾俞穴

●取穴：位于腰部，当第2腰椎棘突下，旁开1.5寸。

●按摩：用双手拇指指腹揉搓肾俞穴3分钟，力度适中。

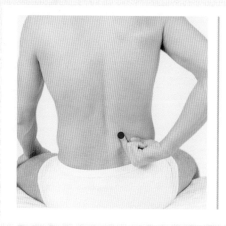
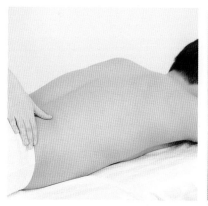

气海穴

●取穴：位于下腹部，前正中线上，当脐中下1.5寸。

●按摩：手掌紧贴在气海穴上，以顺时针的方向揉动2分钟。

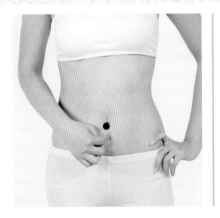

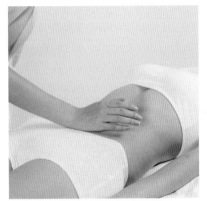

关元穴

●取穴：位于下腹部，前正中线上，当脐中下3寸。

●按摩：手掌紧贴在关元穴上，以顺时针的方向揉动2分钟。

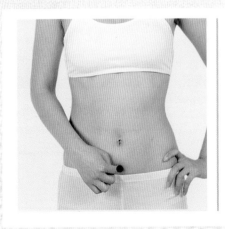

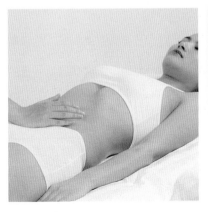

骨质疏松症康复运动

　　预防和治疗骨质疏松，运动是最好的方法，走路就是其中最简易的锻炼方式。除了走路、跳绳、快走、慢跑、跳舞等运动都会对骨骼产生压力，进而增强骨骼密度和质量，因而对预防骨质疏松有很好的效果。一般情况下，每周运动3~5次，每次30分钟，就可以起到显著的效果。秋冬季老年人也应该每周最少运动1小时，这样可以很好地防治骨质疏松症。

　　老年患者在进行运动前，可在医生的协助下进行健康检查，以确定是否适合运动，有无禁忌证。还需要检测和评定锻炼者对运动负荷的承受能力和体能状况，以心肺功能为主，进行安静和运动状态下的生理功能检测，主要有心率、血压、肺活量、力量、耐力、速度和灵敏度等身体素质指标。最后，制定包含运动目的、项目、强度、时间、频率的详细安排，并在实行过程中进行检查和修正，以保证锻炼的效果。

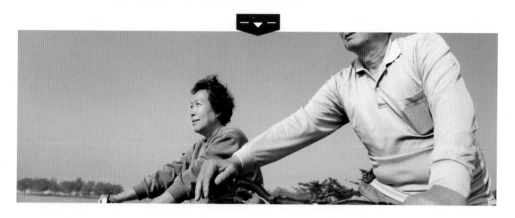

Tips 温馨提示

　　●怕"运动伤骨"是骨质疏松患者的认识误区。许多骨质疏松患者对运动敬而远之，生怕多动一动会使骨质疏松愈加严重，引发再次骨折，甚至骨头散架。其实这是一种认识误区，因为适当运动不但无害，而且有益于防治骨质疏松。适当的运动能够达到促进肌力、舒展关节、加强平衡、强身健体的作用，有助于强化骨骼和体质。特别是对于绝经后的妇女及有骨质疏松家族史、有过骨折的经历及自身骨架小的人，更应该注意加强锻炼，并定期对自己的骨骼状况进行检测，有针对性地采取预防措施。

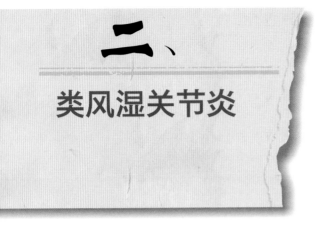

二、
类风湿关节炎

类风湿关节炎特征是手、足小关节的多关节、对称性、侵袭性关节炎症，因以关节炎症为主症，故称为类风湿关节炎。早期关节游走性疼痛、肿胀及运动障碍，发作与缓解交替进行；晚期病变关节呈僵硬及畸形，伴有关节附近骨骼退行性病变及肌肉萎缩改变，活动期常伴有发热、疲乏、贫血和体重减轻等全身症状。

类风湿关节炎患者日常调理要点

1. 避免风寒邪湿

类风湿关节炎患者一定要防止受寒、淋雨和受潮，不穿湿衣湿鞋，不睡湿地，少吃冷饮。关节处要注意保暖，冬季起床锻炼时更要注意。运动后，不可趁身热出汗时便入水洗浴。被褥等要勤洗勤晒，出汗后勿吹冷风。内衣汗湿后应及时更换。寒冷的冬天，要注意保暖。关节疼痛时可洗热水浴，有减轻疼痛的效果。

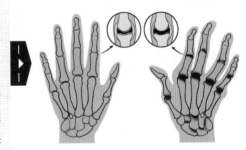

2. 心理护理

保持正常的心理状态，精神受刺激、过度悲伤、心情压抑等都会诱发该病。保持心情舒畅对预防类风湿关节炎有重要意义。

3. 多晒太阳

对于类风湿关节炎患者来说，多晒晒太阳是有好处的，但是最好采用局部照射。如果进行日光浴数日后身体出现不适症状，应暂停。若皮肤红肿应立即中止日光浴。另外，不要在日光浴过程中看书看报，以免对眼睛造成损伤。

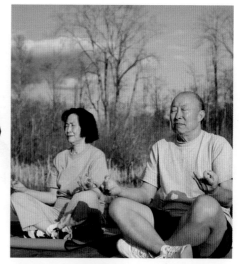

4. 减少卧床时间

类风湿关节炎患者要减少卧床的时间，以利于血液循环。尽量走动走动，也可采用坐姿进行运动，可将右腿伸直，腿与足部往上抬，离地30厘米以上，持续5秒钟后放下。左腿也可做相同的动作，每天反复练习，以能承受为原则。

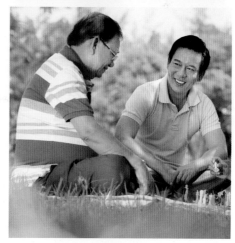

5. 饮食注意

饮食上应以易消化的食物为主，烹调方式应以清淡爽口为原则，辛辣、油腻及冰冷食物要少食。控制体重，减少脂肪的摄入，少吃肉食。身体若属热性，应多吃绿豆、西瓜等食物，寒性体质则应吃羊肉、牛肉等，但不宜多食。

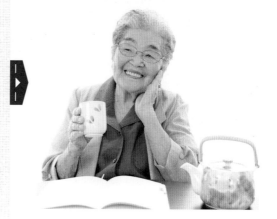

按摩缓解类风湿关节炎

　　类风湿关节炎是一种慢性的关节疾病，单一的按摩疗法并不能治疗类风湿关节炎，需要多种手法的配合。进行按摩时也要讲究因人而异，只有这样才能取得较好的效果。对于局部存在急性静脉炎、淋巴管炎及各种皮肤病的类风湿关节炎患者来说，不宜采用按摩方法。对于单侧病变的患者来说，按摩时可选用手、腕及肘关节无病变的上肢。如果双肢都有病变，按摩时关节的活动幅度不可过大。

1. 上肢部

　　1.患者仰卧，两臂自然置于体侧。按摩者在右侧用手掌背面向上沿腕背、前臂至肘关节往返3~5遍。然后翻掌施以揉法，同时配合肘、腕、掌指关节的被动运动。

　　2.在患者患肢的肘、腕部按揉1~2分钟，同时使患肢做肘关节的伸屈和腕关节的摇动。然后以捻法捻患者所有手指及掌指关节，并配合小关节的摇动，最后摇肩关节，并用力搓上肢3~5次。左右相同。

2. 下肢部

　　1.患者俯卧床上，按摩者先在患者臀部施以揉法，并向下沿大腿后侧、小腿后侧，直至脚跟，往返2~3次。

　　2.患者姿势同上，按摩者在患者大腿前部及内外侧施以揉法，再沿膝关节向下到小腿前外侧、足背，直至趾关节。同时配合踝关节屈伸及内、外翻的被动运动。

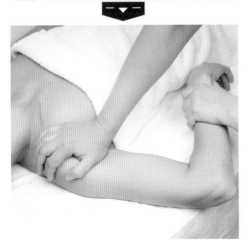

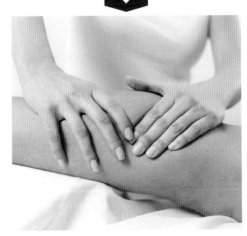

类风湿关节炎康复运动

很多类风湿关节炎患者因疼痛或担心运动导致关节恶化，往往不运动。但事实上，适当运动不仅不会加重病情，反而对患者的康复有利。类风湿关节炎急性炎症控制后，就应开始关节功能锻炼。但由于患者受累关节较多，恢复的快慢也不一致，所以进行关节锻炼时不能强求一致。运动时为减轻意外伤害，要注意以下几点：

卧床做缓慢的伸展运动；先在不引起疼痛的范围内开始运动；关节或肌肉有不适症状时，可以在运动前进行按摩；运动前不要忘记热身。

1. 简单走

晨练和散步不仅可增强体质，促进类风湿关节炎患者的康复，还可以加强关节的适当活动，从而减少关节强直与畸形，减少残疾的形成。其中，快速走和倒步走就是两种很好的方式。

快速走就是将平时走路的速度提高到每分钟120步，这样可以加速全身血液循环，从而起到很好的健身效果。

倒步走即退着走，要注意练习时一定要选择空旷、平坦、无障碍物的地方，以免摔倒或撞伤。每次走100~200步，可与快速走交替进行。

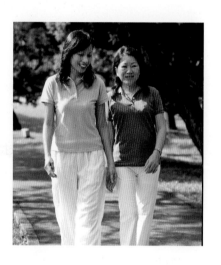

2. 水中运动

研究表明，水中运动对类风湿关节炎患者有利。因为游泳等水中运动既可以使关节得到活动，又不会因负重而导致关节受损，所以非常适合类风湿性关节炎患者。一般每周运动3~5次，每次运动以20~60分钟为佳，运动前应热身。运动后也要配合缓和运动。

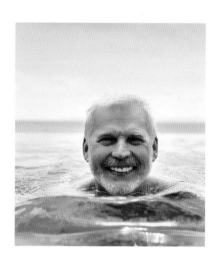

3. 上半身前后运动

❶ 患者坐在床的一侧，双脚并拢，双手放在膝盖上。

❷ 上半身慢慢向前屈，恢复原位。

❸ 上半身慢慢往后仰，恢复原位。

❹ 反复练习。

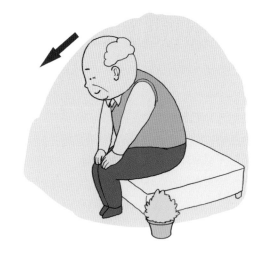

4. 下肢左右运动

❶ 患者取坐姿。如果患者坐不稳，可以手扶床头。

❷ 双脚并拢，向左边转腿，恢复原位。

❸ 向右边转腿，恢复原位。

❹ 反复练习。

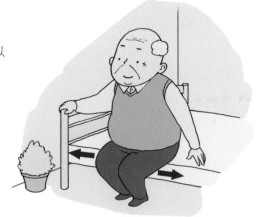

5. 上下肢左右运动

❶ 患者取坐姿。

❷ 双脚并拢，向左边转腿，胳膊平行抬起向右边伸直，恢复原位。

❸ 向右边转腿，胳膊向左边伸直，恢复原位。

❹ 反复练习。

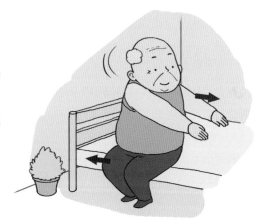

6. 手指运动

❶ 患者站立或仰卧或坐位，胳膊向两侧伸直。

❷ 将双手握拳，由松到紧。

❸ 握住之后停5秒钟。

❹ 将双拳打开，尽量伸直十指。

❺ 反复练习。

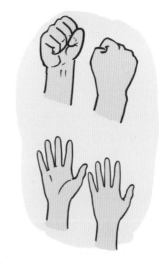

7. 手腕运动

❶ 患者站立或仰卧或坐位，将胳膊向上伸直。

❷ 手腕上下抖动，速度和频率根据患者的体力和行动能力决定。

❸ 反复练习。

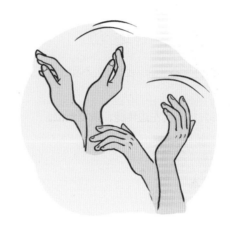

8. 抬肩部运动

❶ 患者取仰卧位，调匀呼吸，将胳膊尽量向下伸直。

❷ 将胳膊慢慢举起，从前方向头部上举。

❸ 将胳膊还原。

❹ 反复练习。

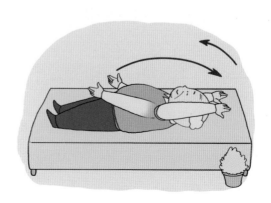

9. 膝关节运动

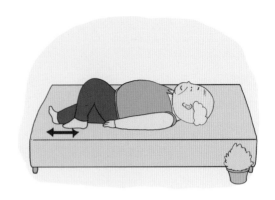

❶ 患者取仰卧位。

❷ 胳膊伸直，放在两侧。

❸ 双腿伸直。

❹ 右腿慢慢屈膝，右脚踩在床上。

❺ 坚持5秒钟，将右腿还原。

❻ 左腿慢慢屈膝，左脚踩在床上。

❼ 坚持5秒钟，将左腿还原。

❽ 反复练习。

10. 双腿练习

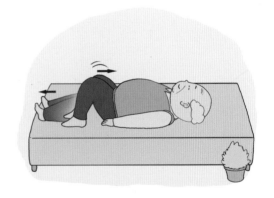

❶ 患者取仰卧位。

❷ 胳膊伸直，放在两侧。

❸ 双腿并拢，伸直。

❹ 将双腿同时慢慢屈膝，双脚踩在床上，保持5秒钟。

❺ 将双腿慢慢还原。

❻ 反复练习。

11. 脚趾和脚踝运动

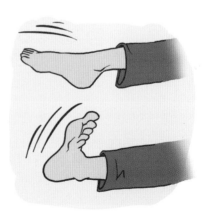

❶ 患者取仰卧位，双腿伸直。

❷ 将左脚尽量绷直，脚尖往外。

❸ 坚持5秒钟，然后放松。

❹ 将左脚往里勾紧，脚尖内收。

❺ 坚持5秒钟，然后放松，还原。

❻ 对侧用同样的方法练习。